古醫籍稀見版本影印存真文庫

軒岐救正論

明・肖京著

中醫古籍出版社

責任編輯　黄　鑫
封面設計　張雅娣

图书在版编目(CIP)数据

轩岐救正论/(明)肖京著.—北京:中医古籍出版社,2015.9
(古医籍稀见版本影印存真文库)
ISBN 978-7-5152-0852-7

Ⅰ.①轩… Ⅱ.①肖… Ⅲ.①中国医药学-中国-明代 Ⅳ.①R2-52

中国版本图书馆CIP数据核字(2015)第093441号

古醫籍稀見版本影印存真文庫
軒岐救正論　明·肖京　著

出版發行　中醫古籍出版社
社　　址　北京東直門内南小街16號(100700)
印　　刷　北京金信諾有限公司
開　　本　850mm×1168mm　32開
印　　張　21.375
字　　數　92千字
版　　次　2015年9月第1版　2015年9月第1次印刷
印　　數　0001~3000冊
書　　號　ISBN 978-7-5152-0852-7
定　　價　42.00圓

國家古籍出版
專項經費資助項目

據中國中醫科學院圖書館藏清初刊本影印原書版框高二零五毫米寬一四零毫米

出版説明

中醫藥學是中華民族優秀傳統文化的重要組成部分，是我國醫學科學的特色，也是生命科學中具有自主創新優勢的領域。歷代存留下來的中醫典籍是我國寶貴的文化遺産，其承載着中華民族特有的精神價值、思維方法、想象力和創造力，是中醫藥科技進步和創新的源泉。對中醫古籍進行保護與整理，即是保護了我國全部古籍中的一個重要的組成部分。

《古醫籍稀見版本影印存真文庫》在全面調查現存古醫籍版本情况的基礎上，遴選出五十餘種具有較高學術價值、文獻價值的古醫籍，對其稀見的版本進行搶救性地挖掘整理，其内容涵蓋中醫臨床内、外、婦、兒、針灸、五官各科及基礎理論等領域。這些版本多爲亟待搶救的瀕危版本、珍稀版本、孤本、善本，或者曾經流傳但近幾十年來世面上已很難見到的版本，屬於讀者迫切需要掌握的知識載體，具有較大的出版價值。爲方便讀者閲讀與使用，本叢書整理者對所遴選古籍的版本源流及存世狀況進行了考辨，撰寫了提要，簡介了作者生平，評述了著作的學術價值；爲避免在整理過程中出現各種紕漏，最大限度地保留文獻原貌，我社決定採用影印整理出版的方式。

此次所選書目具有兩個特點：一是以學術性和實用性兼顧爲原則，選擇凝結歷代醫藥學家獨到理論精粹及豐富臨床經驗的精品力作，突出臨證實用，并且充分注重各類中醫古籍的覆蓋面，除了喉科之外，其余各類均有涉及；二是選擇稀見版本，影印出版，不僅可以避免目前市場上古籍整理類書籍魚目混雜、貽誤后學之弊，而且能够完整地體現歷史文獻的真實和完整性，爲讀者研習中醫提供真實的第一手資料。該叢書對於保護和利用中醫藥古籍，發揚和傳承中醫藥文化，更好地爲中醫藥科研、臨床、教學服務具有重大的意義。

我社自二十世紀八十年代成立以來，陸續出版了大型系列古籍叢書，影印的有《中醫珍本叢書》《文淵閣四庫全書醫家類》《北京大學圖書館館藏善本醫書》《海外回歸中醫古籍善本集萃》《中醫古籍孤本大全》等，自出版后廣受學界和藏書機構歡迎。實踐證明，以影印爲基礎進行文獻開發，不僅符合學術研究和收藏需要，而且操作性更强，對促進文獻批露意義重大。

在編輯過程中，我們遵循《古醫籍稀見版本影印存真文庫》的編輯規範，進行了嚴格地查重，并查核原書，爲每種圖書制作了新的書名頁，重新編目，讓讀者一目了然。爲了讓讀者真真切切感受古籍的原汁原味，我們對前言和目録均採用繁體竪排形式。需要説明的是，所收珍本中有缺卷或缺頁的情况，由於這些珍本基本上没有復本，我們没有進行配補，僅作了相應的標注，也留下了些許遺憾，敬請廣大讀者諒解。

中醫古籍出版社

二零一五年九月

前言

《軒岐救正論》為明代肖京所撰，全書六卷，卷一爲醫論，卷二爲四診要法，卷三爲藥性微蘊，卷四爲傷寒門醫案，卷五爲雜病門醫案，卷六爲醫鑒病鑒。

醫論中凡論生理者五，論病理者三，論治法者二，論方論醫者各一；四診要法中，以脈診爲最詳，肖氏論脈，取擇於《内經》、仲景、叔和及崔（紫虛）、滑（伯仁）、李（瀕湖）等氏，而力辟高陽生脈訣，王宗顯捷徑之謬；藥性微蘊中，收藥約百餘味，詳辨其虛實之用，或廣泛引用各家文獻，深入闡明藥性，或集中作用相近的同類品，扼要指出各自的特點，緊密結合臨床應用，闡述藥性理論；醫案則詳記年月、姓名、年齡、症狀，大概以治本扶元爲主法；末卷詳列當時醫者及病家之陋習，撮舉軒岐正法，醫學大要，以告之也。謝利恒氏謂此書『意亦甚善，然不曰庸醫救正，而日軒岐救正，其立名殊未安也』。不知乃以《內經》之法爲圭臬，故名軒岐救正也。

肖京，字萬輿，別號通隱子，福建人。生卒年月及生平事蹟均不詳。據本書自序云：『予髫齡秉弱，質鈍志勞，窮獵簡編，苦心誦著，嬰疾夢遺，百治莫瘳，繼因從宦，游楚慈陽，邀學博黄州胡慎庵先生，於衙齋治之，三月獲痊……因授軒岐秘典，脈旨病機，藥性方法，一一精詳……嗣入蜀，復參印群賢，頗得肯綮，沉酣於斯，二十餘載矣。』又據林先春序，知其曾游宦楚、蜀間。林氏稱其『氣養清風，膏調甘雨，憂民如有病，視已若無官』。據此，肖氏其爲儒醫之流亞歟！

本書流傳甚少，據自序知初刻於崇禎甲申，但未見著録。康熙間，其子肖震重刻跋語謂此書板已亡。現據中醫科學院圖書館所藏重刻本影印，以饗讀者。

中醫古籍出版社

目録

卷二

序

西蜀青羊牧者王範題

予入閩停轂晋安毎晨興翹望紫氣西浮知其下有異人隱焉因憶梓里十年來至今人殷尸祝稱蕭使君者非地此耶齋誠以謁造其廬則蕭蕭旋馬數椽也升其堂僅圖一幅敝榻二三耳圖爲我西川父老子弟頌功德文也仰瞻屏聯一曰忠孝一曰廉節此使君長物也顧旁有小室顏曰拙勤

軒架叢帙千半皆岐黃正典知爲賢公子讀書處此又使君遺公子長物也叩問主人許久有蒼頭者荷鋤而進曰客誰吾主人已入山閱月矣初意典型在望方賫南指莫測空反增悵素懷無何使君歿賢公子以行狀示行狀言使君楚蜀宦績皆余曩耳所稔聆目所稔覿者晤譚之頃稜稜者公子貌也表表者公子才華也疊疊而玉麈風生者公子懸河之辯也因諮當世之務重如軍國禮樂

愼如錢穀刑書宣陳利害洞中機宜慷慨有大畧
余勸公子何不圖科第進取功名公子曰吾久已
懷術隱矣遂別未幾以所著軒岐救正論示展卷
讀之三不置而頓覺有悟個中妙解陰陽水火直
探靈素玄機往往奇正相生經權互用洵予耳所
未聆目所未覩之奇書也予於此有以窺是父是
子于仕隱之際分殊而道則同也試約畧言之我
西蜀古天府國也二十年來逆簪搆難民生悴矣

守令者務繭絲。使君官此惻然。休養備至。非卽公子之治病首重元氣。滋益本根也耶。蜀又三面鄰邊。最狡者吐番部落耳。自使君至。數載撫馭。宣揚威德。嘗爲司儲者刻覈月糈。幾至內向。使君軍車往。靖諸部落投戈輸欵。消釁已萌。非卽公子之治病於未病也耶。蜀夙稱淳樸地也。邇來叛寇土司。潛萌叵測。豪宗巨猾。隱肆跋扈。使君甫蒞。便與當事預畫消弭。孰急可憂。孰緩無慮。孰爲陽從。孰爲陰應晰條逆順一一掌指非卽公子之治病明虛實眞假之殊施攻補反正之方也耶予又維使君之八載治蜀歷十三符竹也優游卧理耻事搏擊有觸網者辱蒲鞭眞古循良也非卽公子之治病動察本源誅伐無過而黙全生命也耶使君任邉儲其職也適毶胡內犯奉命監紀翼謀帷幄而戰守咸宜剿撫隨機非卽公子之治病當存亡呼吸意觧刄游不循成法輙奏殊効也耶李官爲直指

寄耳目成都三十一城與五直隸州邑吏賢否屬李官評考會閱員使君受攝是任孰明廉孰貪昧蒿之下之直指賴以黜陟稱衡平非卽公子之洞明神農本草之蘊縷釋良毒宜忌之要也耶使君益麟經起家也論世嚴袞鉞之權司刑凛春秋之筆非卽公子所云時醫者軒岐之亂臣賊子也懸諸醫貞邪之鑑醒病家從違之方罔惜知罪特勤筆舌也耶使君蒿目時艱補救心苦吏之墨者救

以清慵者救以立民之貧者軫恤救之逋者寬征
救之弊政爲厲者湔除救之非卽公子之憫痛時
師循標治病浪劑殺人故獨毅然糾高陽僞訣之
妄駁諸家成法之謬朗揭虛實眞假之辨乃力抒
救正之熱腸也耶使君由益州郡丞遷遵義太守
知蜀將亂卽拂衣歸非卽公子所云燭氣化于幾
先不治病于五藏將絕陰陽俱脫之候爲妄治之
前醫受過也耶古人云仕不至於相雖其澤之所

及不若醫之慱也公子無乃怏怏曰昧搴鵬之遠
圖工醯鷄之纖業同流當世莫竟先猷可乎斯論
一出俾術此者亟把上池靈水滌却讀高訣王徑
的聲聵耳目味此歸本宗談心心直遡淵源使聽
還耳視還目靈素還彰化育還盛蒙休食庇流衍
將來其爲功德豈可量哉獨是使君之再造吾蜀
也蜀知之閩未必知閩知之海內未必知之一時
知之將來未必知之予治珉也可令使君勁節孤

標顯猷隱績淪沒不揚予其何能已於言哉予其
何能已於言哉嗚呼使天下吏如使君之爲吏則
天下無不可起之痌瘝使天下醫如公子之爲醫
則天下無不可治之疲癃予也蓴鱸入夢將謀歸
隱矣奚囊挾此廣佈鄉國湛恩所及在在春臺嚋
不欣然相慶曰公子竟使君未竟之仁造福弇州
無替先猷惟有遥祝容駟光大旋馬之廬而已羽
言弇首使天下後世知世德承家如蕭氏父子者

其盛矣乎若公子者仁人也孝子也隱君子也

序

猬菴居士林先春頓首題

昔賢所云、達則爲良相，不達則爲良醫，此名言也，非通論也。世有才居然相而專任罕遭，不可謂之達者，亦有位不必相而隨方補救，不可謂之不達者。達不達之故，存乎天。醫之爲道也，達之事也，非不達之事也。不達于古聖百家之言，可謂之醫學乎？不達于虛實本標之辨，可謂之醫識乎？不達于存亡呼吸之頃經權意刱奇正心生可謂之醫膽乎達于胸不達于筆不足以匡時達于舌不達于書不足以壽世可謂之醫仁乎孔子曰、己欲達而達人又曰、辭達而已矣審乎此者其于蕭君之醫之書思過半矣蕭君非他廼姻太翁鹿陽先生之冢嗣萬輿君也先生宦履維楚與蜀氣養清風膏調卄雨憂民如有病視已若無官至今人能傳之及其兩袖歸而家四壁鳳麟耶山斗耶令稱吏隱昔謂達尊盖達不于位而于德也今萬輿君復以醫隱自居若曰吾未遑爲良相之事云爾漢廷良相首出蕭何儼然一國手也亦惟漢高能專任之不然奚功之足神乃今欲讀其書了不可得相術之荒也宜哉萬輿君非其苗裔歟世德繩繩儒風穆穆拯濟苦心于醫是寓而天慧所迎駸駸乎登峰造極立論著書實發前人之所未發學也識也膽也一言以蔽之曰仁是以痌瘝在心不憚風雨

則戸外之屨滿矣不曰新甫功臣即曰景岳益友則四海之聲不脛走無翼飛矣往往于隱之徑不合吾故曰達之事也蕭君于時流少所許可毋津津惟隱凡莊君不置口敢問其次則唐君禪一也伯之仲之德不孤矣以視漢相其殆提張而挈韓乎此良醫之與良相埒非無謂也蕭君亦自命通隱隱而通之誠哉其達之之事也

自序

夫醫之爲道也總君父師相之權而其學也究天人性命之微故君子取其精以治身推其餘以濟世斯仁術也乃後世以方技目之縉紳名士多所弗講司馬公不云乎達則爲良相不達則爲良醫醫其可以賤簡爲哉予髫齡弱稟質鈍志勞窮獵簡編苦心誦著嬰疾蔓遺百治莫瘳繼因從宦游楚慈陽邀學博黃州胡愼庵先生於衙齋治之三

月獲痊先生葢明醫李瀕湖公甥孫也因授軒岐
秘典脉旨病機藥性方法一一精詳先生又私淑
於立齋者也嗣入蜀復叅印群賢頗得肯綮沉酣
於斯二十餘載矣歸里後有請診視者目擊時師
治病昧本從標枉斃生靈莫勝悲恒此無他葢以
習醫之人半屬匪人而所習之法全非正法經書
不識旁經樂趨於是專傷寒者忽於雜病主脾胃
者憚於攻伐明濕熱者暗乎溫補或執成方而昧

通靈變或逞臆說而架言出奇或憑口給而諛謟
售奸罔惜人命顛倒妄行不幾爲軒岐之亂臣賊
子耶嗟乎醫病實多安能先救醫得醫病愈而人
之病無不愈也予因是竭一得之愚悉靈素之蘊
發揮真假脈旨闡明藥性宜忌昭揭病機虛實朗
懸醫病兩鑑擽要五氣歸本一元數月運腕始成
篇帙計卷有六僅字九萬低徊久之而猶訏諸法
未備也會二三同志偶見而讀之曰得乎一者可

以通乎萬矣未備云乎令余亟梓以救世之醫病兩家復捐貲鳩鋟將欲以公天下嘉惠學者而乃不覆瓿棄之予維是書之作也闡農黃之奧義抒自苦念糾時師之謬妄激自熱腸萬一寸管招尤致使正道難明謗吠日騰將柰之何韓退之先生云其或閒居修史不有人禍必有天刑昔越人世稱神醫不免為同官李醯嫉殺東垣云就令著述不已精力衰耗書成而死不愈於無益而生乎故

從古豪傑作用逴逴以身殉道倘斯論可售撓斯
世於壽域而余戇拙無似何惜一巳之知罪乎後
之君子抑亦諒余之所以爲救爲正也歟
崇禎甲申春二月上浣之吉閩中通隱子蕭京萬
輿甫譔

跋

嗚呼先君子没歲一再周震不孝倚廬伏苫不能讀父書童時初識字見先君子案多注書有莊列素問難經諸注又自著書曰軒岐救正論凡數易稿始鐫版震曰兒可學乎先君子曰是非汝所知也厥後鄰屋災藏書多散佚各注以無別本不復存獨救正論巳行世多藏人家然版巳亡今春震再授梓人氏既卒業廼屬辭告墓捧遺書痛哭恨

百身之莫贖也書大者天地四時五行六氣小至飲食居寢咸醞藉焉葢上世混沌旣開天有愆伏則時有菑癘人有夭札黃帝憂之始嘗百草教人醫以救人窮而內經作洎數千年秦越人張仲景孫思邈王太僕李東垣許叔微薛立齋李瀕湖張景岳間代一生湛深厥術其書具在也乃猶有劉河間高陽生馬宗素王宗顯錯迕其間溺學者之心至于膠結牢錮而日益甚先君子救正論所由

作也大指言醫人當先醫醫救一世醫醫在一世
救後世醫醫在世世也學者曷反其學一歸于正
以毒人且以自慰或曰無傳方何也曰太倉公有
言病多相類不可知必審診起度量立規矩稱權
衡合色脈表裏有餘不足順逆之法參其人動靜
與息相應乃可以論先君子之言也是巳一篇之
中三致意焉且存方于無有方皆方也以待讀者
之深思自得之毋刻舟而膠柱以爲世病而猶不

悟也噫難言之矣震旲落無似去初識字三十年
雖搏心揖志終不得其蘊猶夫童子也則何能讀
父書乎嗚呼　不孝男震泣血題

凡例

一是編之作也。以救正稱。因痛念乎晩近醫流。昧靈素之大義。守一家之偏法。執迷脉訣。樂趨捷徑。忽本從標。棄繁就簡。致令邪説縱横。竟使正道淪没。枉害生靈。狂瀾莫挽。是何以異於棄周孔而肎楊墨哉。哀此無知悉嗅圓頭。

一著是編。悉探靈素。與羲陰陽水火。玄機措詞立論只從口頭明明白白說去間雖繁複無厭詳慎並不屑巧創幻談及搆艱深文字以炫世眼卽有引證名賢成語亦皆闡明正論治本要法政因習是術者率多庸流粗識字畫而可復難之以隱晦不彰之微辭乎卽辱顓慧鑒及亦省一番思索

一是編以救言者非專救人之病乃先救醫之病也以一醫而治千萬人不過千萬人計耳

救一醫便救千萬人救千萬醫便救天下後
世無量恒河沙數人矣柰何世之醫者不先
自救只圖救人每見其救人者適所以害人
耳政先哲云人之病病疾多醫之病病道少
此論不容不著謂此論爲醫醫可
一高陽生之脉訣乃殺人之鋒刃王宗顯之提
徑乃繫人之桎梏雖然馬之騏驥人登徒行
醫無緩扁病當悉死耶但以世之習此法者

徒知療實病昧救虛病知療正病昧救假病以故虛者益虛假者莫反是本非可死而虛實顛倒致喪其生特醫死之耳謂此而非殺人之鋒刃繫人之桎梏可乎夫脉有內經正法越人仲景叔和相繼闡揚於後近代崔紫虛之脉訣滑伯仁之樞要李瀕湖之脉學亦皆精詳易曉柰何捨此不問而徒斤守高陽生之鄙妄乎弟今風氣漸薄人情澆嚚而病

情亦隨變叵測每多有假熱混眞極虛反實之診政此眞假疑似關頭便見生死反掌之異予也不敏僭識斯脉欲使世之醫者病者預嫺審辨庶臨機不至倉遑罔措耳

一本草綱目著自瀕湖李先生中多正誤發明之妙觧洵神農下一人矣第編帙繁多至六十餘卷初學之士豈能悉了唯是常用品味不外百十餘種予復再冊爲闡發詳別宜忌虛

實之殊，仍叅合病機之可否，較李更覺易曉。

一、醫者固當首明四診之義，次察運氣，次稔藥性，又次詳病機方法矣。獨不思病之寒熱由乎脉，脉之虛實由乎氣，氣之盛衰由乎元氣，元氣則命之生死所攸係也。予因著有命門水火圖說、五氣圖說，學者試於此處陰陽水火虛實眞假原本上理會得透，便識亂所由起，病所從生，何羨洞垣獨羨於前乎？

一子經治醫案悉皆治本扶原正法與時師見病治病者不同其病之輕者雖王侯不書病之重者即傭介亦錄蓋以貧賤富貴固居處有殊然而父生母成官骸藏府均禀命於大君無貴賤一也獨念貧賤罹病衣食難適藥餌何資生死莫必更賴德醫存心惻隱不可輕忽也

一拙著醫案首紀年月示明天時也次錄病者

姓名寓址以便同患取印示識所主也書齒老弱詳診脉證示別虛實也揭前醫錯治示垂車鑒也隱前醫姓名示存厚道也有必書示初病便當擇醫也案末參以餘議或引證前賢正論使學者閱已往之治而爲將來之式比異別類聞一知十也此案之所由作也

一拙著醫鑑乃別醫者之貞邪淑慝又著病鑑

更專爲病者之當愼於自治求治也。懸此兩鑑。摘人隱痛。極知孤撑之難勆。難當衆逞之尊拳。獨是斜妄熱腸。救正苦心。只知有病人之性命。不知有同類之包荒也。知我罪我。罔暇顧焉。

一著書立論。垂訓千秋。固爲不朽事業。弟天人理微。當以神解。非悉言傳。故許侷宗有云醫者意也。思慮精則得之。然此特爲技擅游尒者言也若初學之士非言無以取法非法無以會心費了多少參悟纔得神超像外得到譚景昇化景卽效殷參軍妙解經脉悉焚方書尚覺舉火費力囬視成法不幾贅乎是在學者心體而解悟之而已

一是書不列成方者不得謂有體無用而非全法也學者得悟天人運氣陰陽水火之微窮探靈素四診病機本草之蘊則千方萬方便

在方寸指間何專簡篇上徒勤記誦哉若執方待病不免時師拘牽之見耳

一古今醫書不啻汗牛充棟予半生探究四方驅馳計得一百八十餘部三千七百餘卷率多濫套成方或創言詭幻皆非精一正傳毋從舟車上非唾以與人則隨擲之叢濤疊浪中飄飄奚囊豈任此點汚也抵今猶翻悔與人者殊悞人耳大要初學之士便當博涉群

書廣參益友。必先從繁就簡。庶得腳跟實地。而余此篇之作。總亦鯀博歸約耳。故善讀書者。得古人一字一句。用之無盡。但能時時泳涵密密印證。則即多爲少。豈在炫博乎。一篇目稱愚按稱竊意及不稱愚按稱竊意者。乃余拙論。其引證內經及前賢成語。即寫其姓字。庶無相混。

軒岐救正論卷之一目錄

醫論

命門水火圖說

五氣圖說

論膀胱者州都之官津液藏焉氣化則能出矣

論補脾補腎

治血貴靜

軒岐救正論卷之二目錄

濇脉不同

如遲脉

如緊脉

如洪脉

如細脉

如伏脉

如實脉

如長脉

如絃脉

濡弱微細四種相類

革牢不同

牢實相類

芤革不同

芤虛散不同

結代不同

代脉有二

如促脈

動脈有三

眞藏脈

七情脈

妊娠脈

脈病逆順

脈色逆順

六絕脈

天和脉

素問六十年運氣病治之紀

奇經八脉

舉脉訣悖經之非

望色

聞聲

問證

治法大要

軒岐救正論卷之三目錄

藥性微藴

黃連

黃芩黃連白芍龍膽黃栢知母石膏葛根滑

石柴胡梔子

玄參天門冬麥門冬天花粉知母貝母百部

瓜蔞仁地骨皮人乳藕汁白藥黃藥子

熟地黃生地黃

麥芽穀芽山查神麯厚朴橘紅枳實青皮枳

殼薄桂烏藥大腹皮萊菔子檳榔

枇杷葉石斛草扁薏苡沙參芡實蓮鬚燈心

草木通浮小麥麻黃根

香薷

桃葉

天麻

何首烏

附子肉桂

麻黃

山漆

金銀鉛汞珍珠琥瑙龍骨金星礞石陽起石

丹砂石脂牡蠣滑石石膏雄黃輕粉消石

白礬石英玄明粉

牛黃麝香氷片檀香安息皂角

沉香乳香木香畢撥莎仁白荳蔲草荳蔲畢

澄伽大小茴香益智川椒沒藥血竭丁香

檀香零陵香胡蘆巴蛇床子良薑茸松辛

蓽胡椒蘇合丸

羌活獨活防風荆芥白附石南紫蘇防巳川

烏白芷藁本蔓荆茸菊細辛薄荷蟬脫馬

兜鈴殭蠶全蠍白附桂枝生薑葱白藿香

撫芎秦艽牛蒡子蒼朮前胡茸松艾葉

補骨脂

肉荳蔻

大黃

常山

杏仁桑白皮款冬花馬兜鈴金沸草紫菀蘇

子射干百合桔梗

桃仁紅花澤蘭赤芍茜草五靈脂蒲黃苧蘇

根紅麯蘇木　益母草續斷紫參牡丹皮

川木槿紫荆

酸棗仁栢子仁郁李仁火麻仁蕤仁决明葵

子

生薑煨薑炮薑薑皮

生梔子炒梔子炮梔子

僵蠶全蠍諸蛇鈎藤天竺黄鈴羊角蜈蚣

麋茸阿膠石㕘麋膠龜膠枸杞肉蓯蓉巴戟

天松子仁懷山藥杜仲覆盆龍眼蘿藦子

酥酪金櫻子　鹿茸鹿膠膃肭臍海馬韭

子川仙茅黄狗莖川椒雀卵鷄腎鹿莖遂

志　五味子兎絲子沙苑蒺藜鎖陽鹿跑

草淫羊藿秋石黃精

軒岐救正論卷之四目錄

正陽明胃府傷寒

太陰傷寒

少陰傷寒

厥陰傷寒

三陰合病傷寒

兩感傷寒

房勞傷寒

夾陰傷寒

直中傷寒

陰燥傷寒

勞力傷寒

挾虛傷寒

腎虛傷寒

蓄血傷寒

食積傷寒

傷寒脫血非血痢

傷寒發黃

傷寒筋惕肉瞤

風溫

夾寒瘟疫

傷寒遺熱

傷寒吐蛔發呃

傷寒咽痛

產後肝虛中風

軒岐救正論卷之五目錄

雜病門醫案

腎虛遺溺症

諸失血

肺脾陽虛哮喘嗽血

心腎虛勞吐血

肺經風熱咯血

胃經積熱吐血

脾腎兩經虛寒下血

脾胃兩經久虛便血

脾肝腎虛損吐血

心肝腎虛損淋血

心脾鬱熱淋血

心肝腎三經勞鬱吐血

脾肺腎積勞便血

產後吐血崩血

產後蓄血兼症

肝胃鬱熱咯血

肝腎鬱熱赤帶

脾胃積寒赤帶

經水先期而至有虛實之異

肝經暴鬱吐血

目病最忌點洗

軒岐救正論卷之六目錄

早治

謹始

諱疾

速効誤人

執方之誤

藥第二義

晃疑

審不治病

無病服藥

藥隨病施

草藥

針灸

僞藥必辨

製藥必親

太極圖

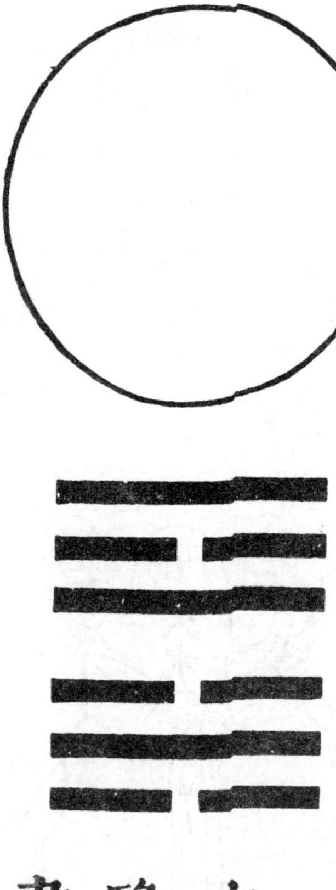

一元渾合
水火交濟
醫道大原
盡在於此

車山来二上言　圖一

命門水火圖

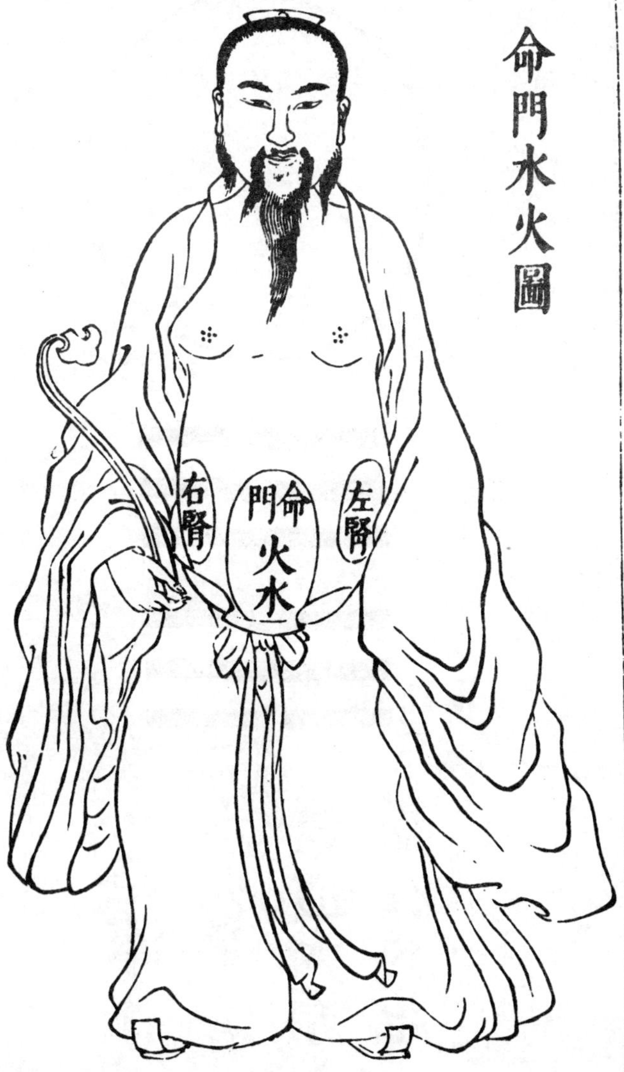

五氣圖

火爲元陽爲眞火元氣也即諸氣之原真陰之主人身之本也

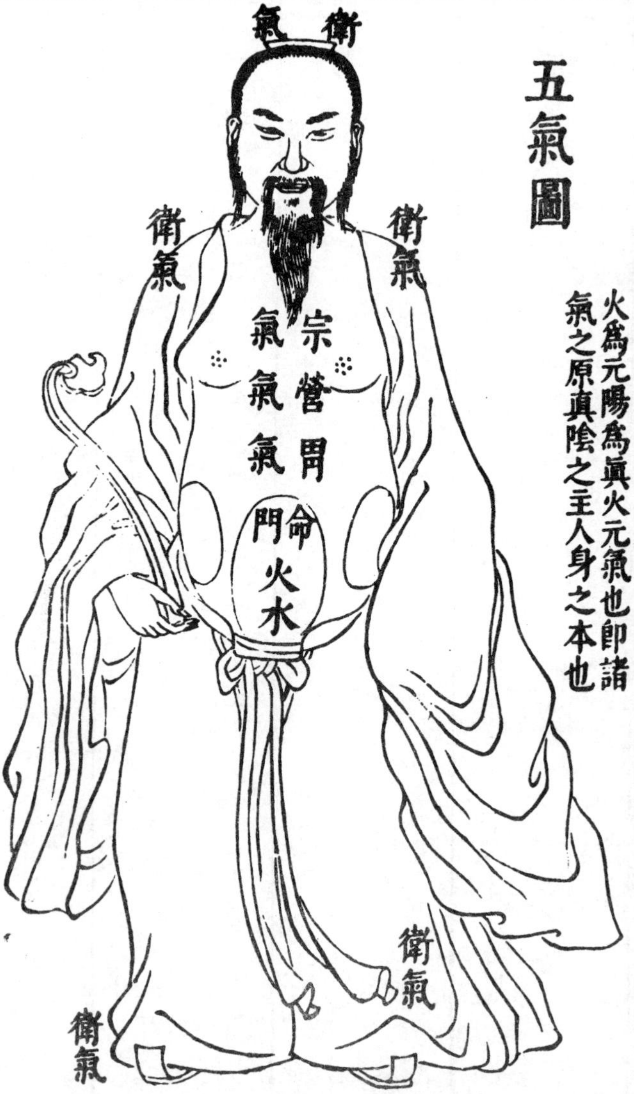

重刻軒岐救正論卷之一

閩中蕭京著　男震校錄

醫論

命門水火圖說

愚按造化之機水火而已人身之要氣血而已氣血之本元氣而已在陽爲天爲日爲火爲熱爲氣爲神在陰爲地爲月爲水爲寒爲血爲精陽以陰爲體陰以陽爲用無陽則陰無以生無陰則陽無

以化陰陽相生水火交濟天人一理此本然也周子所謂太極指神而言神無所不統該變化故爲太極而陰陽水火皆寓其中乃合而未分一氣之所渾成者而人身具有太極命門是也命門爲精神之舍居下丹田關元氣海之際水火宅焉故精爲水而屬陰司於左腎神爲火而屬陽司於右腎右腎爲元陽之根左腎爲眞陰之主則皆統歸於命門者也內經雖未明指命門而已隱揚其義矣

柰何難經誤以命門偏繫右腎致後明哲輩出歷詆其非再攷黃庭經有云上有黃庭下關元後有幽闕前命門是深得水火皈宿之地近世李瀕湖著命門攷張景岳作命門辨纍纍千言反覆辨釋皆備闡內經未闡之旨從此而探造化之蘊窮萬病之機便得悟從心解何待筆舌之鏖也此理前賢亦疊有言第未顯敷其說故學者習而弗察葢有形易見無形難識固無怪其然也吁使能知地

下有雷聲方悟得春光彌宇宙因著圖說

五氣圖說

衛氣者升由元氣爲皮毛腠理之司而護衛於身體之外主包羅一身者也衛氣不固則病汗泄汗卽氣也畏冒風寒衛氣不能外禦也暴病久病而汗大泄或泄不至足者主亡陽此乃元氣外脫命盡無期又有盜汗雖屬陰虛亦爲陽不御陰所致故六黃湯君以黃耆義可見矣其有形寒飲冷傷

肺哮喘欬逆皆衛氣之疎也　宗氣者亦升由元氣居膻中與衛氣皆主於肺乃一身上下內外諸氣之宗其左乳下動應衣者爲宗氣泄此陰虛之病氣不歸原也　營氣者亦升由元氣主於脾脾爲氣血之本故營氣者營運血氣而宣灌於經絡藏府肌肉俞穴關節筋骸之內者也　胃氣者亦升由元氣主中焦爲中氣氣即胃氣胃氣充則勞不解㑊飲食多食而不傷過時而不饑輸納運化

無失常度故特借外之穀氣以滋養元氣元氣既受滋養諸藏眞氣皆無不足六脉便見不大不小不浮不沉不徐不疾無太過不及之診和緩有神是有胃氣非惟關於脉實爲元氣之徵也設使元氣既虛胃氣安能自盛

元氣者其體地天交於地地中有天陽王於陰陰中生陽爲胃氣營氣宗氣衛氣之根動則充塞於三焦靜則仍藏於命門命門爲三焦之本三焦爲命門之標門以命稱在

父母生我爲生命之本而我生男女爲立命之原故人從胞胎中雖禀於精血便有此點眞陽蘊蓄其間必在父母先天精血堅厚生我則元氣充實便見胃氣強盛營氣灌濡宗氣升健衛氣固密內而脉氣外而形氣無一非實也眞陽眞陰交濟於中生化不窮神氣且昌雖有六氣不能侵害過勞過饑亦可耐受若我後天勤加修攝不妄作勞非惟身心康泰足臻上壽而誕育後胤亦無傾危夭

扎之患如先天元氣本虛童孩之時每多羸疾及長精血不榮少年如同老態飲食少進腥葷饜飫胃氣餒矣肢體虛瘦精彩匪揚營氣衰矣頭傾視深稍勞汗洩少動喘生虛脹塡膺宗氣餡矣未寒思溫未熱圖涼六氣頻仍患即留連錯投寒劑生欬反掌衛氣疎矣多愁少喜健忘驚忡心氣消矣陽痿精薄筋柔骨脆肝腎之氣憊矣少有不慎大命殞之倘知堅持修謹佐以善劑亦可支持偷生

歲月倖致下壽縱由天命亦兼人事耳今之醫者不管元氣虛實弁察諸氣衰旺只循病氣重輕而特見病治病如是熱者固宜投以寒劑而假熱之治法窮矣寒者固宜投以熱劑而假寒之見理昧矣同一熱也而脉之屬陰屬陽爲異同一寒也而脉之有力無力不同病之寒熱由乎脉脉之虛實由乎氣氣之盛衰由先天之元氣陰陽水火皆統御於元氣而元氣爲陰陽水火之根則寒熱之所

從生也而寒熱又爲百病之根百病之蜂起叵測
即寒熱之變幻無窮耳惟能察寒熱之眞假便識
元氣之虛實顧何慮治道之不精詳乎倘元氣不
一加察雖根深者固錯治無妨至中虧者而妄攻
何恐乎明醫王應震曰見痰休治痰見血休治血
無汗不發汗有熱莫攻熱喘生休耗氣精遺不澁
泄明得個中趣方是醫中傑行醫不識氣治法從
何據堪笑道中人未到知音處此眞知本達原之

言也學者省之

論膀胱者州都之官津液藏焉氣化則能出矣

余二十年來讀經至此始悟造化之蘊至矣微矣益見內經千言萬語翻來覆去橫說直說都是爲此一二字上靈通變化何等輿渺又何等明白夫既曰膀胱爲津液之府意必積滿當自出何須借氣始能化因化而方出乎至上文三焦者決瀆之

官水道出焉柰何獨不需氣乎彼此印證細究其義夫三焦既主相火水道之出無非禀氣以爲决也不曰能出而曰出焉蓋氣本自化不待化於氣而始能出也今津液主水膀胱司水水不自化而化於氣此陰以陽爲用未免少費工夫故不曰出焉而曰則能出矣語意之决又包許多妙用今夫津液固全資氣化設使氣一凝滯不運則膀胱雖滿積而不能出矣氣一虛陷無制則膀胱不待積

滿淋瀝頻數隨泌而隨出矣又氣一浮越不守則膀胱絶陽無氣可化津液隨脫便不知而自出矣嗟夫一氣耳無處不到無息不運無物不司何獨膀胱明言氣化方知是氣化三焦主氣不明言氣化亦知是氣化若大腸傳導而出變化小腸受盛而出化物何莫非氣化也至乎心爲君主之官肺爲相傳之官肝爲將軍之官膽爲中正之官膻中爲臣使之官脾胃爲倉廩之官腎爲作强之官使、

非氣化何以能神明出焉治節出焉謀慮出焉決斷出焉喜樂出焉五味出焉伎巧出焉思至此則人一身皆氣化也萬物皆氣化也六合以內以外亦無非氣化也學者試潛心詳翫悟到化景政如釋氏所云得囫然一聲便立證菩提矣

論補脾補腎

愚按李東垣謂補腎不如補脾許學士謂補脾不如補腎二賢著論各有深意而世之醫者不分腎

之有兩議之各殊則曰二者皆是也豈知東垣之說益謂腎藥膏膩雖優於腎特妨於脾不如健補中氣以資生化飲食既充精血自旺由是脾獲補而俾腎受益此言腎者乃左腎也至叔微之說乃謂脾氣虛弱不能轉輸脾氣虛寒不能生長良因母氣不充子脾失資而世醫僅扶中氣藐不見効以故立法補母特創四神二神之屬溫命門之火滋生戊巳尋源究本迴絕常法此言腎者乃右腎

也故腎有兩而治各不同夫東垣補脾之法固誠善然特爲腎未傷而獨脾弱者論也設使精血衰耗陰虛發熱恐非壯水無以救燎原非補腎無以固根荄而亦可以迂緩之劑借稱王道優游望效獨支中氣已乎雖然虛癆損腎即脾氣亦爲之虧矣法不能舍脾而專治腎者故苦寒黃柏知母之屬并寒二冬玄參之屬益見非陰虛所宜而適以戕陰而已六味丸雖曰補腎其所用山藥伏苓石

棗乃兼益脾之品熟地固云膏膩而假以蒸晒火力尤於胃氣無犯未有先犯胃氣更能爲之運布藥力以施於四藏者是六味丸補兼脾腎不待智者而知之矣其右腎眞陽不足而爲神昏氣怯動作喘乏或畏寒禁冷陽事不舉或脾胃虛寒飲食少進或嘔惡痞脹臍腹沉痛或大便不實吐利頻作歷歷固屬脾病實因母虛所致俱宜益火之源而培右腎之眞陽法無踰此也　竊意靈樞素難

字字皆陰陽奥義語語悉水火玄機千載而下能通其說而會其眞者在晉有王太僕在唐有許叔微在明有薛立齋張景岳寥寥數子悟道獨眞闢命門之蘊窮水火之辨立論敷治大越諸賢其他前輩雖能窮談陰陽水火之理及著之施行渺無定識率多附會依違矯强立言況自劉守眞主火之說行而假熱者受害朱丹溪以苦寒爲補陰而腎虛者喪命然東垣老人垂十六字之訓謂實火

可瀉芩連之屬虛火可補參耆之屬聾瞶虛實茯和脾胃不至混剤悞世差強二子一着而獨未見敷揚陰陽水火之義洵鈌陷事至傷寒辨惑猶爲有功於世也張景岳有云使劉朱之言不息則軒岐之澤不彰是誠斯道之夬魔生民之厄運也柰何斯世眛識圓機偏主劉朱爭相宗尚戕伐生命枉害無辜長夢莫醒此景岳所以力闢邪說宣明正教而獨毅然不能已於好辨也余因而有感焉

治血貴靜

甚哉陰陽之理微而陰陽之治難也陰陽之病則變亂閃爍而莫可捉摸者也今以失血言之血主陰氣主陽陽之性動陰之體靜陽之氣熱陰之性寒而陰陽則相維爲既濟之水火也故氣行則血亦行氣止則血亦止氣盛則血亦盛氣衰則血亦衰氣熱則血燥氣寒則血凝氣盛而逆則血因從上見血虛而陷則氣亦隨下脫其爲治也逆于上

者降之陷於下者升之初病陰陽錯亂者平之寒熱不調者和之嗣究其原應寒則寒應熱則熱應補則補應瀉則瀉法難定執治隨人施耳夫血既外溢則陽動之太過也治專主寒則陰制之有餘也益氣固云救血未免動而復動了無歸息之日瀉陰雖曰抑陽乃至靜而益靜殊絕生發之機均非有得乎治血之竅而亦未識其所以爲靜之體矣雖然、血固種種不一總當循元氣脉氣形氣病氣而精辨之也獨怪河澗作俑謬稱諸血無寒致今庸流混治殺人遺菑不小殊可悲恨豈知寒劑治血惟上古形病俱實者宜之犀角地黃湯乃專治胃經積熱實證只可暫用中病便止而非療血之綱劑也四物湯雖爲血藥用芎歸則通血之壅滯也白芍則收血之耗散也生地則制火動之陽光也而非益陰之品且芍性酸寒尚伐生氣亦惟血凝滯及耗散者用之相應設使陽燄正熾而辛

竄之芎歸不益助其上炎之火性乎失血甫定尚留停瘀最忌固歛若生地芩連雖賦性沉寒固可撲未滅之餘熖獨不思脾虛而血不統血脫而脾愈虛敢用此而輕瀉脾陽乎脾本虛而復虛則陰不受攝而血愈脫矣察唯諸氣俱實得有犀角四物本症始可用耳又有陽燄未熄而遽投補氣之劑是反以動乎陰尤非福也亦須察果元氣頓虛色脉兩虧而補中歸脾四君十全之屬是所必需

甚至虛寒與氣俱脫參附八味恐緩投乎此則一偏於涼瀉一偏於溫補乃爲通變之機權而非正治之活法也惟必明乎爲靜之體與夫失靜之由庶可語乎治靜之之方矣血主乎陰以靜爲體陰中蘊陽靜處寓動葢此靜非沉寂之靜乃生化之靜今立一方不專以寒者恐愈痼真陰也又不驟以溫者恐益助邪陽也議以不濡不燥中和恬靜之品非惟天一可復且令水火兩平得葆其靜之

體而益完其靜之神者也治本常法藥非奇草推
求仲景之腎氣允爲療血之佳珍設曰熟地膏潤
不宜遽補豈知血脫陰虧內傷非補何以填陰丹
皮茸香生新消瘀之良藥也且制燎原然眞陰既
耗元陽少附脾失資生土氣餒矣必用山藥伏苓
平扶胃氣而非歸术溫補之比也澤瀉引虛熱以
下行石棗固藏血之本經加炙草則平五火益黑
梔以歛二絡術無踰此試亦屢效倘逢肺胃鬱熱

方增麥芩而減山萸若療肝腎實熖不辭連栢而
佐芍藥即君主凡火之動苦寒必需倘命宮眞陽
將謝温熱恐後久餌平劑不愈必加益氣之參术
錯投降火增劇莫緩升陽之蔘耆第病情變幻而
成方難守當熟察元氣之虛實色脉之吉凶與夫
病氣之重輕陽中陰易扶陰中陰難療陰屬經易
治陽屬藏亦危及至用藥温凉補瀉新久順逆隨
宜輙應庶了然無疑于胸中方可逃枉治之重譽

此特鄙人蠡見宜詳立齋全案

廣嗣方論

愚意艱子之家非婦人陰血乖龕則男子精氣衰憊在婦人久媾不孕便當廣置妾媵擇其氣血充盛者代舉至男子則須調適心身久餌善劑直待功深行滿亦可什一期許若論男子不是左腎血燥精枯便由右腎氣寒神餒夫曰血燥則陽盛不能滋陰曰精枯則水竭不能制陽也曰氣寒則陰

凝不能温精曰神餒則力疲不能直射子宮也生來根本之虧故致華實之稀肯施下手工夫全在此處作用滋左腎當潤以純茸壯水之劑扶右腎宜煖以茸温益火之品總要六味爲主莫失化源之資存熟地石棗懷山伏苓通益兩腎之精氣去散血丹皮利水澤瀉直補一元之神機在左向佐以人參當歸龜膠杜仲枸杞之屬在右亦侑以人參當歸鹿膠巴戟熟附之屬蓋左腎陰虛而非人

參長陽不能生陰也右腎陽衰而非熟附化陰不能益陽也倘陰精浮渙而不沉墜則又益以砂苑蒺藜兎絲之屬抑陽氣沉陷而不升發則莫外乎箭梗黄耆白朮之品龍火燄動黄柏知母斷不敢需神光寂靜蛇床葫巴登其所宜一味之炙甘草能除假熱半七之宜州桂最起沉寒精薄毋見陷遺五味當先氣消不能握固骨脂勿後若其神形兩衰精氣俱微此固不必分以屬左屬右爲陰爲

陽而人胞之峻補眞元肭臍之急療虛竭不能緩也雖然人胞固爲以人補人精得其精卽龔雲林亦云草木無情惟血氣之屬可以補人若人乳人胞阿膠鹿膠之類是也二論誠不誣豈知用一人胞便損一孩命艱子之夫宜存陰隲不如代以鹿茸鹿髓則尤滋益無比鹿壽千齡氣通督脉茸髓最珍可廣𠂢𠊱世人罕識也此余方論抒自生平積想而非膠柱古方然特大法耳當詳診脉證再

爲加減則全善也至若婦人雖專主血亦有氣虛不能攝精氣寒不能溫精氣壅不能通精者與男子治法不甚懸殊推求脉症庶無混淆

論諸痿

內經論五藏之痿諄諄以肺熱爲主而治痿則獨取陽明陽明與太陰相表裏爲五藏六府之海主潤宗筋束骨而利機關合衝帶督三脉而又爲陰陽之總會故人身有眞陽升降運行强健不息精

神氣血性情蒐魄無委靡不振之患咸得其闔闢動靜之常者也夫痿者痿弱不勁舉動不力也葢金不能生水致腎失作强之用痿斯見矣肺主皮毛心主血脉脾主肌肉肝主筋膜腎主骨髓肺爲諸藏之長爲心之葢痿則內葉焦而皮毛不榮金爲火爍水難衛母熱氣留肴必及於筋脉骨肉則病生痿躄也心痿脉上逆而下虛樞析挈脛縱不任地爲、脉、痿肝痿則膽洩口苦筋膜乾而攣急爲、筋痿脾痿則胃乾而渴肌肉不仁爲肉痿腎痿則腰脊不舉骨枯髓減爲骨痿此經之言諸痿也仲景金匱有謂肺痿者以熱在上焦因欬而爲痿得之或從汗出或從嘔吐或從消渴小便利數或從便難或被快藥下利重亡津液故寸口脉數而虛口中反有濁唾涎沫原其意從內經痿條推廣在藏氣虛不得布榮衛行津液反宛鬱爲熱蘊結涎沫濁唾而後欬故附方或用炙甘草湯或用生薑

人參大棗湯所治大意似之矣又謂肺痿吐涎沫而不欬其人不渴必遺尿水便數亦以上虛不能制下故也此爲肺冷欬多涎唾甘草生薑湯以溫之若服湯已渴屬消渴則此所治便與前條上焦熱者不同矣上焦熱則寃鬱而肺之玄府燥澁氣不利則咳津不布則渴此云肺中冷者非形寒飲冷之邪在其中由上焦無陽故曰冷陽氣不足則不成熱不熱則不欬亦不渴唯氣虛而不能約制

其水道之行也肺與腎連肺虛則腎亦虛故水入咽直達於腎腎亦不能以水精四布於五藏而徑出於溺矣此仲景之爲肺冷欬也大都肺焦而廹於熱良由腎水衰不能制火此爲眞藏之患當與諸藏熱痿從壯水之劑而治其右腎火衰致巳土失資而肺金寡衛胃觸外邪不渴而欬唾涎沫背成龜胸者特以下虛而不能奉上也雖曰不熱不欬此爲因寒致逆不得以熱論治宜益火之源或

巳土自虛不能生子皮毛日瘁或咳或唾從中戲論至仲景所云冷痿者則宜升舉其陽而溫存之若形寒飲冷而痿者則須溫散其寒資養化源劉河澗亦論氣血者人之神若氣血或鬱結或衰虛不能宣通則神無所用而不遂其機故劣弱也當隨其虛實補瀉之使氣血宣行則神自清利而應機能爲用矣東垣有謂暑月痿厥者乃獨舉四肢痿軟熱厥及衝脉氣逆而論治以清燥去濕熱之

藥或生脉飲合四苓散加黃蘗知母不知此乃濕熱成痿不足中有餘之病也故宜滲洩若夫精血枯涸筋脉衰弛肌肉日削而成痿此不足中之復不足也全須峻補之劑法大異耳察諸書又以痿痹不仁每每混同立論此爲因內經脾痿中肌肉不仁安得執以合痿痹爲一病葢痛則爲痹不痛則爲痿痹實痿虛痹爲風寒濕所成氣滯不行而痿則血少氣虛此甚懸絕亦有誤作風治濕治者

病之似同而實異者以此經又嘗舉其端所謂腎風而不能食善驚驚已心氣痿者死又太陰司天濕氣下臨腎氣上從陰痿氣太衰而不起此從所司之內症而論也若仲景更明腑藏所生氣之虛實者又如此則肝脾二藏雖無明文觀此亦可例舉矣愚以爲內經諸痿則眞痿症也仲景從而推明之又有謂爲冷痿者東垣有謂濕熱痿者又有從火衰而致者土虛而得者飲冷而得者此非眞

瘻乃如瘻也如瘻眞瘻不可不詳辨也

胃氣當察

愚按內經千言萬語諄諄教人以胃氣爲本有胃氣曰生無胃氣曰死胃氣少曰病又曰脾胃爲氣血之本東垣云胃中元氣勝則能食而不傷過時而不饑脾胃俱旺則能食而肥脾胃俱虛則不能食而瘦或少食而肥雖肥而四肢不舉葢脾虛而邪氣盛也又有善食而瘦者胃中伏火邪於氣分

則能食脾虛則肌削即食㑊也叔和云多食亦饑者虛立齋先生曰人以脾胃爲本納五穀化精液其清者入營濁者入胃陰陽得此謂之橐籥故陽則發於四肢陰則行於五藏土旺於四時善載乎萬物人得土以養百骸身失土以枯四肢又云愚按大病後穀消水去精散衛亡多致便利枯竭宜當補中益氣爲要盖脾爲中州澆灌四傍與胃行其津液者也況大腸主津小腸主液亦皆禀氣於

胃胃氣一充津液自行矣愚竊以爲胃氣者元氣之用也元氣者胃氣之主也然必藉穀氣以資養元氣元氣既盛胃氣自充故氣義有二曰先天氣曰後天氣先天者眞一之氣氣化於虛因虛化形此氣從虛無中來後天者血氣之氣氣化於穀因形化氣此氣從調攝中來然而運化調攝政所以葆全其虛無之本胃氣其可不重乎

辨利痢脉病之殊

愚按仲景傷寒論有三陰自利證有協熱下利症自利爲陰寒宜溫以辛熱下利爲傳經三陰熱糜之證宜從淸解自利脉微小緩弱相合之脉也下利則脉沉而有力或洪實和緩乃邪熱入裏之症也至所謂痢者內經謂之腸澼金匱謂之滯下迥與傷寒病機不同也此從濕熱所致爲腸胃實積之病多見於溽暑薰蒸之候故治法從苦寒滌蕩攻積破瘀既屬陽病則脉宜從陽診余每療此病

多有洪大滑數○或沉實者○治却易愈○而脉見沉小

遲弱○及浮大無力者○殊爲乖候○大費心力○極意温

補○始得漸瘥○柰何高陽生之脉訣○乃謂下痢微小

却爲生○脉大浮洪無瘥日○此非積熱實病乎○旣爲

積熱實病○乃陽病也○陽病而得微小陰脉○而投以

苦寒○果可得全生乎○不通害理○莫此爲甚○雖然痢

固爲積熱實病矣○而胃氣未傷○六脉有神○飲食如

常○無别兼證○七日經盡○厥疾自瘳○設若元氣胃氣

兩虛病氣獨熾尤須察氣施治必先扶元爲主或少佐以清熱之品可期後効甚有虛痢而脉病俱虧此經所謂五虛者是勢屬危困令人束手敢曰積熱爲患尚須清滌乎故立齋有云夫人以胃氣爲主未有脾胃實而能患瘧痢者若專主發表攻裏降火導痰是治其末而忽其本也以上葢救正高陽生解脉之誤也大都傷寒雜病須覘元氣虛實至若錯認病機愈支離枉謬耳

治病求本

愚按玉機微義曰、經云、治病必求其本、本於四時五藏之根也、故潔古張先生云、五藏子母鬼邪微正、若不達其旨意、不易得而入焉、徐用誠先生云、凡心藏得病、必先調其肝腎二藏、腎者心之鬼、肝氣通則心氣和、肝氣滯則心氣乏、此心病先求於肝、清其源也、五藏受病、必傳其所勝、水能勝火、則腎之受邪、必傳於心、故先治其腎、逐其邪也、故有退腎邪益肝氣兩方或診其脉肝腎兩藏俱和而心自王疾然後察其心家虛實治之張景岳先生曰本者原也始也世未有無源之流無根之木澄其源而流自清灌其根而枝乃茂無非求本之道今姑舉其畧曰死以生爲本欲救其死勿傷其生邪以正爲本欲攻其邪必顧其正陰以陽爲本陽存則生陽盡則死靜以動爲本有動則活無動則止血以氣爲本氣來則行氣去則凝證以脉爲本

脈吉則吉脈凶則凶先者後之本從此來者須從
此去急者緩之本就急可畏就緩無慮內者外之
本內實者何傷中敗者堆畏下者上之本滋苗者
先固其根伐下者必枯其上虛者實之本有餘者
拔之何難不足者攻之何恐真者假之本淺陋者
只循像跡精妙者洞別玄微至若醫家之本在學
力學力不到安能格物致知而乞已必者不畏難而
自足病家之本在知醫遇士無禮不可以得賢而

尤忌者好雜用而自專凡此者雖未足以盡求本之妙而一隅三反從可類推總之求本之道無他也求勿傷其生而已矣蘇子瞻曰夫國之長短如人之壽夭人之壽夭在元氣國之長短在風俗世有尫羸而壽考亦有壯盛而暴亡若元氣猶存則尫羸而無害及其已耗則壯盛而愈危是以善養生者愼起居節飲食導引關節吐故納新不得已而用藥則擇其品之上性之良可以久服而無害

者則五藏和平而壽命長不善養生者薄節慎之
功遲吐納之效厥上藥而用下品伐眞氣而用强
陽根本已危僵仆無日天下之勢與此無異此坡
公借醫喻國其理一也吁萬事有本何獨治病求
本有道何專藥石故黃帝曰陰陽者天地之道也
萬物之綱紀變化之父母生殺之本始神明之府
也則又曰治病必求其本愚以爲元氣者生身之
本也病氣者元氣之賊也治法者禦賊之兵也藥

之良毒者攻守之資也醫之賢庸者智愚之將也攻必元氣病氣兩實始可用毒劑守則爲元氣既虛病氣獨實雖有可攻之勢必先主守之方以待敵愾之衰益壯我壘之堅而藥之良者所不敢後卽攻亦無多費力也若其元氣潛消根本巳搖攻無可攻守莫能守薄節飱爲迂緩藐導引非善基反事摶鷙之雄姿與旦夕之效卽縱形盛何識中虧其不致債轍者少矣再攷啓玄子釋註求屬之

論有云益火之源以消陰翳壯水之主以制陽光又曰藏府之原有寒熱溫涼之主取心者不必齊以熱取腎者不必齊以寒但益心之陽寒亦通行強腎之陰熱之猶可故或治熱以熱治寒以寒萬舉萬全孰知其意此王氏之心得也然求其所謂益與壯者即溫養陽氣填補真陰也求其所謂源與主者即所謂求其屬也屬即本也根本之謂水火之本則皆在命門之中耳舍命門何處覓尋夫

曰本曰求本曰必求又不曰治本而先曰求本盖惟求始可得本得本始可論治吾願世之學醫者一深長思也

駁諸家癆瘵治法之謬

百病惟癆瘵爲最重邇來患者既多治者愈舛若朱丹溪以苦寒補陰戕伐生命百載而下屢有非之者固無庸喙矣至乎葛可久之十藥神書王宇泰之證治準繩無論賢愚皆稱爲善余獨以爲非

也夫病者既悞投劍戟叢中而醫者復操刀挾矢而躙其後安望其有復甦之理乎蓋瘵乃虛怯之謂亦猶年荒歲歉而又缺壞不完之意也嬰疾到此黃泉日近何啻膏肓之篤可不凜然寒心哉夫病有輕重深淺之不同也始曰弱繼曰虛曰衰曰損曰瘵但瘵甚於損損甚於衰衰甚於虛虛甚於弱初起因循不治而弱必至於虛虛必至於衰衰必至於損損必至於瘵至瘵則已入死法而又不

卽灸者也然病又有經絡藏府之不同也藏深於府府深於經經深於絡其初起也則必由絡入經由經入府由府入藏至入藏則生機已絕殗殢待盡矣雖然藏有五而腎爲要腎有兩而左爲重葢左腎爲元陽之母爲眞陰之主爲天乙之宗爲生化之源儲精握血造命生身此處一傷根本傾搖矣而吾又詳究其致病之因與夫諸家治法之謬也經云五藏者主藏精者也不可傷傷則失守而

陰虛陰虛則無氣無氣則死又曰腎屬水受五藏六府之精而藏之又曰主蟄封藏之本腎之處也故凡男子色慾過度施泄無禁而或先天禀薄胎瘵虛瘦精血未滿早被斵喪或沉湎醉鄉毒潰骨髓蓋由腎屬陰而主水水即精也水竭火盛勢必然也火盛爍金金水不能相生虛陽失制發而爲燎原假熱之火此火爲壯火爲邪火爲龍雷之火爲無根之火而非君火凡火可得以苦寒沉陰黃

栢知母之屬而直折之也其發熱也或倏忽往來時作時止或晝見夜伏夜見晝止不時而動或唾痰咯血喘嗽不休或喉癢燥渴或失汗遺精或二便不調或飲食少進或肌肉日脫總緣精枯水涸因致見症令人疑惑難以名狀是皆陰不足以制陽病在陰中之水也王太僕曰寒之不寒責其無水又曰壯水之主以制陽光立齋先生曰無水者宜用六味地黃丸填補眞陰張景岳亦用純甘至

靜之劑二賢無失化源之治灼有千古獨識然眞陰損竭而非熟地膏膩石棗溫潤滋補空虛何以復生精血乎經曰精不足者補之以味是也抑陰既虧矣眞陽無附脾失資生故用甘平之山藥伏苓扶益胃氣枸杞阿膠巴戟甘草皆壯水之品或可臣佐但非侑以人參則無陽而陰無以生也丹皮固骨蒸所需澤瀉爲利水而設性主補瀉兼行亦須斟酌採擇水旺則骨蒸自除何必行血之丹

皮金盛而上源既裕寧資通淋之澤瀉又未有陰虛而脾胃能獨實者也天麥二冬雖云療嗽獨其冷滑瀉陽不宜輕用玄參地骨固優退熱亦屬苦寒犯胃是所必忌桑白乃瀉肺火之有餘獨不思火既有餘水便不足而可重瀉其表乎若生地藕汁童便人乳此亦寒滑妨脾在治實火得矣獨不思龍雷虛熖遇水愈熾而可混投乎薏苡仁乃理脚氣除風濕消肺癰之藥而此陰虛咳嗽金水俱

敗可用滲利乎痰爲腎津不能四布挾虛火以上
溢乃如痰而非眞痰也柰何妄用洩鬱之貝母乎
甚至橘紅款冬亦敢亂施枇杷葉輕飄薄質果能
滋腎保金耶虛煩莫寐火爍陰也而與療膽熱不
眠之棗仁何干再詳麥冬固清肺金雖同五味人
參爲生脉之飲獨不思孫眞人立此方者爲因暑
月火熱傷氣而非可借以治土敗金虧之嗽也甚
至投薄荷汁以清熱取杏仁膏而治喘乃復用此

苦辛洩陽香燥傷陰之味愈支離莫解矣竹瀝清鬱火之痰涎也與此腎津上溢者何關乎大黃玄明粉爲治傷寒胃府燥滿實堅之熱症也桃仁韭汁乃破瘀行血之峻劑也而可施於陰虛肝藏已敗脇肋俱疼之危候乎柰何尚不知熟地黃之爲挽陰回生之聖藥乎生地初固苷寒滯胃而假以九轉功夫鼎爐變化精微妙用大能健土生精則曰泥膈難化或因火候未足製煉乖方耳豈識此

藥而目眥喘甚者虛里應衣火不歸源也何又妄投腹皮蘿蔔蘇子葶藶之屬哉病一飲寒熱益燎原恐復益以連翹梔子三黃之類大瀉眞陽耶柴胡乃解少陽表熱治此則反令汗出愈傷元氣青蒿味苦主洩果能令幾微胃氣護保無虞乎穴灸四花徒接內火以升燄藥投蓋石反能停瘀而生災以上葢葛可久王宇泰諸家治癆之妄法也切此乃眞藏爲患而非經府之病也根本已虧而非

枝葉之彫也眞陰缺壞不完而非氣血虛弱之媿也五藏有傷至腎爲極眞陰巳敗元陽亦滅而又有水盛火衰與夫陰陽兩虛之病不可不察如何今昔諸家眛本狥標見病治病非惟搏捖無術致令速歿有期、嗚呼種杏乎種棘乎一部治世奇書幾爲冥府鬼籙矣

王宇泰曰、丹溪論勞瘵主乎陰虛者、葢自子至巳屬陽、自午至亥屬陰、陰虛則熱在午後子前、寤屬陽、寐屬陰、陰虛則汗泛寐時

溢出也、升屬陽、降屬陰、陰虛則氣不降、氣不降則痰涎上逆、而連綿吐出不絕也、脉浮屬陽、沉屬陰、陰虛則浮之洪大、沉之空虛也、此皆陰虛之症、用四物湯加黃栢知母主之、然世醫遵用治疾、乃百無一效者何哉、蓋陰既虛矣、心火上炎、而當歸川芎皆味辛氣大溫、非滋陰降火之藥、又川芎上竄、尤非虛炎短乏者所宜、地黃泥膈、非胃弱食少痰多者所宜、黃栢知母苦辛大寒、雖曰滋陰、其實燥而損血、雖曰降火、其實苦先入心、久而增氣、反能助火、至其敗胃、所不待言、用藥如此、烏能奏功哉、余每用薏苡仁、百合、天門冬、麥門冬、桑白皮、地骨皮、枇杷葉、五味子、酸棗仁之屬、佐以生地、藕汁、乳汁、童子小便、如咳嗽則多用桑皮、枇杷葉、有痰則增貝母、有血則多用苡仁、百合、增阿膠、熱甚則多用地骨皮、食少則用苡仁至八九錢、而麥門冬、常爲之主、以保肺金、而滋生化之源、無不應手而效、盖諸藥皆稟燥降收之氣、氣之薄者爲陽中之陰、氣薄則發洩辛甘淡平寒涼是也、以施于陰虛火動之症、猶當溽暑伊鬱之時、而商飈颯然倏動、炎歊如失矣、與治白虎湯同意、然彼是外感而有餘、故用寒沉藏之藥、而後能輔其偏、此是內傷爲不足、但用燥降收之藥而已、得其平矣、此用藥之權衡也、又云虛勞之疾、百脉空虛、非粘膩之物填之、不能實也、精血枯涸、非滋濕之物潤之、不能潤也、宜用人參、黃耆、地黃、天麥門冬、枸杞子、五味子之屬、各煎膏、另用青蒿以童便熬膏、及生地汁、白蓮藕汁、人乳汁、薄荷汁、隔湯煉過、酌定多少、并鹿角膠、霞天膏、合和成劑、每用數匙、湯化服之、如欲行瘀血、加入醋製大黃末子、玄明粉、桃仁泥、韭汁之屬、欲止血、加入金墨之屬、欲行痰、加入竹瀝之屬、凡虛勞之症、大抵心下引脇俱疼、葢滯血不消、新血無以養之也、尤宜用膏加韭汁、桃仁泥、大畧

前言苡仁之屬治肺虛、後言參耆地黃膏子之類
治腎虛、蓋肝心屬陽、肺腎屬陰、陰虛則肺腎虛矣、
故補肺腎則是補陰、非四物黃栢知母之類也、又
云治虛勞當以脾腎二藏爲要、何以言之、腎乃繫
元氣也、脾乃養形體者也、經曰形不足溫之以氣
者也、謂眞氣有少火之溫、以生育形體、然此火不
可使之熱、熱則壯、壯則反耗眞氣也、候其火之壯
少皆在兩腎間、經又曰精不足者補之以味、五味

入胃、各從所喜之藏、而歸之、以生津液、輸納於府、者若五味一有過節、反成其藏有餘勝克之禍起、矣、候其五味之寒熱、初在脾胃、次在其所歸之藏、卽當補其不足、瀉其有餘、謹守精氣、調其陰陽、使神內藏、夫如是、則天樞開發、而胃和脉生、故榮衛以周於內外、無不被滋養、而病愈矣、樵李黃闇齋曰、以上數條、乃王宇泰先生治虛癆之法、迥異時流、予曾遵服、亦有效、故幷誌之也、竊謂宇泰先生、文章品望業已標鵠中原而留心方技著集準繩一書無非惠濟群生其用心亦可謂仁而勤矣獨是業非專習至夫虛勞一症治率從標且黃闇齋先生又從而附會之强稱爲美不揣政恐天下後世庸工俗子念以爲此方法出自名公大人拘守遵用遺悞非少至十藥神書編定甲乙丙丁十號兼投針灸金石執方待病尤屬謬戾及偏閱諸家方書所稱癆注二十四種三十六種或九十九種

病機叢繁皆創言詭刻巧立名色欺世惑人好事者爲之豈知萬病皆生於寒熱寒熱總由於水火水火偏勝原本一虧便成不可捉摸而爲彌天亘地之勢矣不全此處根究更從何地着力故特表而出之爲之駁正

醫貴廣識

語云吳牛喘月蜀犬吠日然非親履其地罔識其謬也夔巫陽巴之東門戶也楚歸州抵此程七百

里歷三峽瞿塘灩澦之險長江若帶洪濤怒湧幾
㨫心眼兩岸堵江玄猿夜嘯千峰揷漢皓晝陰霾
朝雲莫雨茫茫靡旦一線隙天微光隱現時逢金
秋爽氣平分木落天高煙嵐四淨當隆午中宵之
候日月垂輝掩映樹杪或大如箕或小如拳或長
如竿或短如尺仰矚千仞之上若覩若失巴人語
曰歲不二三見見則群犬聚而吠之及孤影驚遁
囂聲始息未幾揚帆出峽方快牖天漸闢四境達

聞不復有吠日之奇事耳嗣登渝州入錦官稱古天府膏原平壤極目縹緲風景寥廓神怡心曠每攬勝千秋嘯臥草堂石枕支機筆續凌雲鳥戲桐花之鳳鵷塗濤女之箋進艇錦江遠睇青城碧瀾翠巘供我詩腸不禁飄飄然欲僊矣迴思往事依稀如見而因嘆諺語之失詳也今正其名曰峽犬吠日夫內經墳典萬載之宗傳也立齋先生大成之繼聖也內經立齋中天之日月也諸子百家雜

出之燈光也。自內經以來，未有盛於先生者也。獨怪僻壞時流，僅遵偏術細法，反謗正學大道。是徒知有燈光，不識有日月也。毁先生者，吠日月也。予設此喻，非爲日月吐氣，特爲陋工廣識耳。

重刻軒岐救正論卷之二

閩中蕭京集著　男

四診正法

脉論

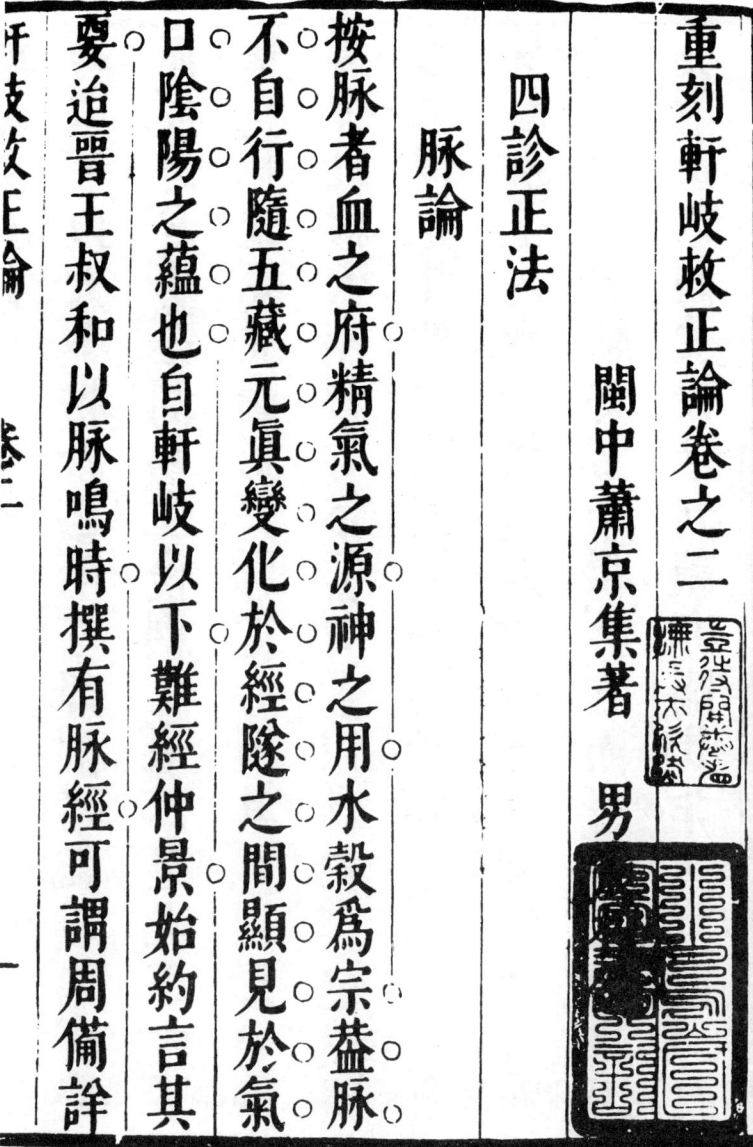

按脉者血之府精氣之源神之用水穀爲宗葢脉不自行隨五藏元眞變化於經隧之間顯見於氣口陰陽之藴也自軒岐以下難經仲景始約言其要迨晉王叔和以脉鳴時撰有脉經可謂周備詳

切惜乎以大小腸診之兩寸部位錯亂瑕瑜莫掩
而後之妄男子高陽生復剏七表八裏九道之名
集爲脉訣妄立圖形夫脉從心解其可以形得耶
庸俚紕繆大乖經旨俗醫習誦以爲權輿迨臻須
白脉理竟昧訛承惑固至今罔覺於是脉訣行而
脉經隱至內經脉候越人難經仲景脉法則益淪
沒不彰矣宋麗安常始得經旨而有人迎氣口之
分西山戴同父復著刊誤亦闢其非崔紫虛之四

言脉法滑伯仁之診家樞要李言聞之四診發明立論玄奥李瀕湖之脉學奇經解釋精詳皆有功於後學允爲當世之指南者也醫而知此何病不瘳故脉不明則無以別症症不別則無以施治脉其可以不辨乎夫曰浮曰沉曰遲曰數曰滑曰濇曰虛曰實曰長曰短曰洪曰細曰絃曰緊曰芤曰濡曰微曰弱曰伏曰動曰促曰結曰牢曰革曰緩曰散曰代此二十七脉者乃脉之大綱也逐節解

悟固無難悉而滑伯仁謂提綱之要不出浮沉遲數滑濇似乎太簡而實未足以盡脉尤須察其陰陽乘伏五行生克者上下去來至止者有部位不容顛倒者有至數不容混淆者有彼此相類者有疑似難別者有眞假相混者有有胃氣無胃氣胃氣少之殊者有從四時反四時者有與証相反相合者有一病而兼見數脉者有一脉而兼病數症者有雜投舛劑致藏氣不定脉隨變幻者有確守

良藥症無進退脈不轉移者有人病而脈不病脈
病而人不病者有脈不轉移而良劑稍輟便見虛
陷者有老少衰旺之不同者有新病久病之宜忌
者有壽夭吉凶之預定者有純陰純陽之偏禀者
有形體之相反相應者有合聞問望而兼診者有
僧尼寡婦室女童男之異常人者有貧富貴賤正
人奸人六氣七情之各殊者又有眞藏脈有奇經
脈有太素脈有天和脈有人迎脈有關格脈有妊

娠脉有五逆脉有六絕脉有七獨脉皆應詳辨精確服膺弗失一遇診按生死吉凶了了指下矣庶神而明乎　愚按先哲有云余念古良醫治疾未有不先診脉自軒岐巳然辨人鬼别男女特其粗爾微茫呼吸之間而生死係焉如濟北才人顏色不變而在死法中其脉病也吁是固神於脉矣然脉特四診之一也獨恨近代傳授匪眞偏遵脉訣致令治疾乖訛而倡明斯道實乏其人即有明良

輩出不免調高寡和行高謗多故刖璞懷光鮮有
識之者嗟此生人雖倖生偏安之宇不死於盜賊
水火乃陰陽爲患甘枉沒于時師之手是時師本
代天以降殃固刦運所應爾亦生人之自取是眞
可爲痛哭流涕者矣切以爲醫不明脉固無以別
病而不明眞假疑似之脉又無以別脉不明眞假
疑似之脉又無以別元氣之虛實而洞明生死
吉凶之大要也脉其僅治疾云乎哉夫浮沉遲數

二十七種此爲大綱固無難識卽其中有兼見者不過誦記之繁有相類者而只比擬之殊亦易易曉也然獨此眞假疑似之脉如坡公所云大實有羸狀至虛有盛候脉之難辨爲醫之難職此故耳若夫二十七脉與前論所云或陰陽乘伏或息数部位或胃氣有無或時症相應相反一切診法悉宜遵依內經難經仲景叔和脉經伯仁機要瀕湖脉學是皆宗傳正印炳如日星無庸贅矣至于眞

假疑似關頭此處差池生死反掌雖先聖前哲屢
亦有言但未悉闡其義致使後學不察往往混治
殺人余故不揣庸鄙逐種詳辨雖未詣精奥室但
虛實犁然一診而明生死未病而圖預防存神指
下識氣兆先庚幾軒岐微蘊之彰而非時師拘攣
之見矣上士欲會其全非備四診不可今特舉其
脉之疑似者列後此而不力爲救正則終無復明
之日矣

如數脉

數脉息數輻輳按舉有力主陽盛燔灼侵剝眞陰之實病浮爲在表沉爲在裏發表攻裏脉症相符不難治也而獨有如數之脉疑似眞假之間便有生死胥壞之殊人多不知也夫數按不鼓則爲虛寒相搏之脉數大而虛則爲精血銷竭之脉細疾若數陰燥似陽之候也沉弦細數虛癆垂死之期也又有駃脉卽疾脉駃疾卽如數脉非眞數也若

假熱之病誤服凉劑脉亦見數也每見舉世醫流診得息數急疾竟不知新病久病有力無力鼓與不鼓之異一槩混投苦寒遽絕胃氣安得不速人於死乎徐東皋云數候多凶匀健畧可惟宜傷寒娃瘧小兒瀕湖脉學云數脉為陽熱可知只將君相火來醫實宜凉瀉虛溫補肺病秋深却畏之據此亦嘗有溫補之者矣若僅言只將君相火來醫則猶見之未擴也夫獨不有陽虛陰盛之重急反

得洪數有力之實脉急温桂附旋卽痊可者乎余謹再引内經色脉篇論以正其謬以救其枉爲時師下一痛針法經言冬脉曰其氣來如彈石者此爲太過病在外其去如數者此爲不及病在中釋云來如彈石者其至堅强營之太過也去如數者動止疾促營之不及也葢數本屬熱而此眞陰虧損之脉亦必急數然愈數則愈虛愈虛則愈數而非陽强實熱之數故不曰數而曰如數則辨析之

意深矣此而一差生死反掌愚以爲何獨數脉有相似者即浮沉遲緩滑濇虚實絃緊諸脉亦皆有相似也又非唯脉然也至症若如瘧如痰如喘如風如淋等病設非素嫺審辨臨事最撼心目故庸淺者只知現在精妙者疑似獨明爲醫之難政此關頭矣

如浮脉

浮主於表行從肉上如循榆筴如水漂木體法天

屬陽藏司肺時屬秋運主金也浮緊傷寒浮緩傷風浮遲中風浮數傷熱浮洪熱極浮洪而實熱結經絡浮絃頭痛浮滑風痰浮虛傷暑浮濡汗洩浮微氣虛浮散勞極此則大槩主于浮脉而尚有兼診之殊者也至若浮芤失血浮革亡血內傷感冒而見虛浮無力勞瘵陰虛而見浮大兼疾火衰陽虛而見浮緩不鼓久病將傾而見渾渾革至浮大有力叔和亦云脉浮而無根者死然亦可以浮診

而用治表之劑乎夫曰浮多主表症曰如浮悉屬內病表裏不明生死繫之矣

如沉脉

沉主於裏動乎筋骨之間如石沉水必極其底外柔內剛愈按愈實體同地屬陰藏司腎時屬冬運主水也兩尺若得沉實有神此爲根深蒂固脩齡廣嗣之徵如病沉沉緊內寒沉數內熱沉絃內痛沉緩爲濕沉牢冷痛沉滑痰食沉弱氣弱兼汗沉伏

閉痛此則大率主於沉脉而尚有兼診之殊也至於沉而散沉而絕沉而代沉而短沉不鼓久病與陽病得此垂亡之候也若沉而芤沉而濡沉而濇沉而細沉而結主亡血傷精六極之脉諸如此類不得槩以沉屬寒屬痛而混投溫散之劑也更有如沉之脉毋見表邪初感之際風寒外束經絡壅盛脉必先見沉緊或伏或止是又不得以陽証陰脉爲惑惟亟投以清表之劑則應手汗洩而解矣

此沉脉之疑似不可不辨也

如緩脉

緩爲脾脉主乎中應乎肌肉陽寸陰尺上下同等不浮不沉不大不小不徐不疾不微不弱和緩有力鼓指有神如絲在經不卷其軸又如微風輕颭柳梢蔡西山曰意思忻忻難以名狀四時五藏得此爲有胃氣其體屬地天之交陽中有陰陰中有陽藏司脾時應長夏運主季土也不分男女老弱

心身得此志和神暢百病得此不治自愈然緩有二此乃有胃氣雍容和緩之緩也又有緩弛之緩緩縱之緩緩弱之緩緩弛者傷濕也緩縱者風熱也緩弱者氣虛也緩而兼濇者血虛也浮緩者風傷經絡沉緩者濕傷藏府洪緩濕熱細緩寒濕是皆有病之脉而非眞緩脉也尚有陰虛浮洪無力而緩陽虛沉細無力而緩是僅肖緩之體而非得緩之神者也若絃居土位緩臨水宮盎克脉也看

此緩脉要察胃氣多少鼓擊高下去來遲速便得眞確悟從心解未可一診了事也

如滑脉

滑脉平勻乃得胃氣之脉也故經云脉弱以滑是有胃氣又云滑者陽氣盛微有熱按之指下鼓擊有力有神如珠圓滑替替不絕男得此無病女得此有胎乃眞滑脉也若病則屬痰飲浮滑風痰沉滑食痰滑數痰火滑短宿食寸滑嘔吐關滑畜血

尺滑癩淋遺泄亦脉証相應之脉也而特有如滑之脉驟診亦得平和不大不小不見歇止不見尅勝息數如常只是平動不鼓牒牒而去稍按即無此爲元氣已脫僅存餘氣留連藏府經脉之中未盡斷耳先於死期旬日內便見此脉乃絕脉也雖有盧扁亦難復甦每見醫者向於此際執以爲痰化氣消痞攻劑任投秖速其亡耳抑何昧於生死之頓殊乎

濇脉不同

濇脉狀如輕刀刮竹。如兩霑沙。如病蠶食葉。主參伍不調。傷精亡血之病。爲血痺。爲寒濕入營。爲心痛。爲脇痛。爲解㑊。爲反胃。爲亡陽。爲腸結。爲不月。爲胎病。爲溲淋。亦爲氣滯。經曰脉弱以濇是謂久病。然亦有不同者。或人賦禀經脉不利。或七情傷懐莫解。或過服補劑以致血氣壅盛。或飲食過度不即運化。或痰多而見獨濇。或久卧久坐體拘不

運此又非專主於傷精亡血之病也至於虛勞細數而濇或兼結代死期可卜凡診此脉須察病機庶無謬治

如遲脉

遲與數爲陰陽對待之體數六至遲三至息數甚懸而緩與遲又依稀相似但遲只三至緩得四至雖畧相似主病則異至離經之脉則僅二至內經謂之少氣然遲主藏病多屬寒浮遲表寒沉遲裏

寒有力冷痛無力虛寒或主不月或見陰疝或血脉凝泣或癥瘕沉痼皆主陽虛陰盛之病也而獨有如遲之脉凡人傷寒初解遺熱未清經脉未充胃氣未復必脉見遲滑或見遲緩亦可投以溫中而益助餘邪乎此虛實之不容不辨也

如緊脉

緊脉形如轉索無常又如切繩乃熱爲寒束之脉故似急數而不甚鼓暴症見之爲腹痛身疼寒客

太陽或主風痓癇症在尺陰冷脉疝在關心腹沉痛在左緊盛傷寒在右緊盛傷食若中惡浮緊欬嗽沉緊皆主死此証與脉反也又有如緊之脉乃傷寒陰癥絕陽七日九日之間得此脉仲景云脉見轉索者即日死葢緊本屬病脉而非死脉但以新久之異便有生死之分不可不察

如洪脉

洪脉指下極大來盛去衰來大去長體爲陽藏司

心時屬夏運主火也爲陽盛陰虛之病若逢炎夏
診有胃氣乃應時之脉也若洩痢失血久嗽及痨
瘵反胃見之增劇難痊或沉兼洪紘濇主痰紅火
熾之症若形瘦脉大多氣虛亦又曰脉大則病進
若春秋冬月見之治主升陽散火若洪而有力乃
實脉非洪脉須投寒凉此相類宜細別耳又有如
洪之脉乃陰虛假熱陽虛暴症脉雖洪大按而無
力此又不得投以凉劑致敗胃氣又人臨亦從陽

散而絕者脉必先見洪大滑盛乃眞氣盡脫於外
也不可不察

如細脉

細脉似微而常有細直而耎若絲線之應指宜於
秋冬老弱爲血氣兩衰之病或傷精洩汗或濕氣
下侵或洩利脫陰或丹田虛冷或胃虛腹脹或目
眩筋痿脉經云細爲血少氣衰有此症則順否則
逆故吐衄脉沉細者生憂勞過度者脉亦細治須

温補至有如細之脉或因暴受寒冷痛極壅塞經絡致脉沉細不得宣達是細不得槩言虚而可誤施滋補固結邪氣也又有癆怯困殆脉見絃細而數益絃主氣衰細主血少數主虚火煎熬奄奄待斃醫於此時尚欲清之平之良可慨已

如伏脉

伏脉深於沉診須推筋着骨細尋方見主寒凝經絡藏府或霍亂吐瀉腹疼沉困或宿食沉蓄或老

痰膠固或厥逆重陰散寒溫裏急宜着力傷寒太陽初症得此最爲吉兆故瀕湖曰傷寒一手脉伏曰單伏兩手脉伏曰雙伏不可以陽症見陰爲診乃火邪內鬱不得發越陽極似陰故脉伏必有大汗而解政如久旱將雨六合陰晦雨後庶物皆甦之義又有夾陰傷寒先有伏陰在內外復感寒陰盛陽衰四肢厥逆六脉沉伏須投薑附及灸關元脉乃復出也若太谿衝陽皆無脉者必死以上皆

正伏脉也又有如伏伏之脉乃病久隂陽兩虧脉見斷續沉陷或隱或現眞氣隨亡豈初病消散之比乎此乃脉脫非脉伏也至有暴驚暴怒暴厥亦見沉伏少待經盡氣復不治當自愈若人年過四十以上元氣素虛忽然昏聵不省人事此爲類中風而非眞中風也喉聲曳鋸六脉沉伏惟急治以三生飲加人參一兩亦有得生者如遺尿汗洩口開目合便不救矣凡診此伏脉與如伏脉當兼察病

因瘥免枉治

如實脉

實脉浮沉皆得大而且長應指愊愊然不虛經云

血實脉實曰脉實者水穀爲病曰氣來實強是謂

太過蓋實主火熱有餘之病或發狂譫語或陽毒

便結或咽瘇舌強或脾熱中滿或腰腸塋痛或平

人實大主有痢疾宜先下之或瘡疽脉實急下之

以邪氣在裏故也俱宜通腸發汗亟解㯱苛之火

不待再計矣又有如實之脉久病得此孤陽外脫
脉必先見弦數滑實故書云久病脉實者凶其可
療以消伐之劑乎更有沉寒內痼脉道壅滯而堅
牢如實此又不得槩用寒劑但温以薑附之屬可
也又有眞陰大虧燎原日熾脉見關格洪絃若實
法幾窮矣尚可清凉乎以上三症皆如實脉非正
實脉也

如長脉

長脉不大不小迢迢自若如循長竿末稍爲平如引繩如循長竿爲病長有三部之長一部之長心脉長神强氣壯腎脉長蒂固根深經云長則氣治短則氣病長主於肝短主於肺皆平脉也反此則爲有餘之病非陽毒癲癇則陽明熱深若長而緩者百病皆愈大槩雖主乎病亦屬輕淺之症其有如長之脉或鰥寡思色不遂心肝兩部則洪長而溢魚際是皆七情爲患而非有病之脉也或癲疝

而左尺偏長是又宿疾留經而非無病之脉也或寒入經脈六部細長不鼓此非投以辛熱不能蠲除也若細長而鼓又須淸解靈變在人耳看得長脉多有兼見不得偏執爲悉無病但病得此終非久脉老人兩尺脉沉長滑實壽可期顧且徵瓜瓞之盛若短脉不及本位應指而回不能滿部主病爲內虛爲喘滿氣促爲胃氣弱爲頭腹疼諸病見短難治爲眞氣不足是又與長爲霄壤之判

如絃脉

絃脉其狀端直以長○若箏絃從中直過○挺然指下○體爲陽中陰○藏司肝○時屬春○運王木也○經云、輕虛以滑者平○實滑如循長竿者病○勁急如新張弓弦者死○戴同父曰、絃而軟者其病輕○絃而硬者其病重○純絃爲負死脉也○絃緩平脉也○絃臨土位克脉也○絃見于秋反克脉也○春病無絃失主脉也○其病主諸瘧、支飲、懸飲、頭痛、膈痰、寒熱、癥瘕、尺中陰疝、兩足拘攣右關見絃胃寒腹疼若不食者脉本克土必難治此則大緊脉與病符也又有如絃之脉本非眞絃而或兼見而或相類絃固類細而細則如絲線之應指又類緊而緊則如轉索之不絕爲體旣異主病亦殊但緊則爲諸痛依稀若絃之無力耳絃兼洪爲火熾絃兼滑爲內熱絃兼遲爲痼冷絃不鼓爲藏寒絃兼濇秋逢爲老瘧絃兼細數主陰火煎熬精髓血液日竭癆瘵垂亡之候也若

諸失血而見絃大爲病進見絃小爲陰銷痰清見絃爲脾土已敗眞津上溢非痰也又有似瘧陰陽兩虧寒熱往來脉亦見絃急扶眞元亦有生者若誤作瘧治如近歲閩司理王諱猷公所以枉沒於見病治病之舛劑也大要絃脉而病屬經者易治屬腑者難治屬藏者不治指下細別吉凶脅列矣

濡弱微細四種相類

濡脉極軟如水面浮綿輕診則得重按無有弱脉

極軟重按乃得輕診無有脈學云浮細如綿曰濡沉細如綿曰弱浮而極細如絕曰微沉而極細不斷曰細又云輕診卽見重按如欲絕者微也往來如線而常有者細也仲景曰脈瞥瞥如羹上肥者陽氣微縈縈如蠶絲細者陰氣衰此四脈者雖形體不一大較皆陰陽兩虧病從內得或失精亡血或洩汗傷濕或氣促心驚或虛脹消癉或筋骨痿痺老弱久病見之順少年春夏見之逆治法皆宜

調營益氣塡精補髓固脾健胃急施拯救方得全
生凡診此脉須察胃氣多少預示吉凶庶不召謗

華牢不同

華脉如按鼓皮主病爲亡血遺精半產崩漏脹滿中風感濕諸症牢脉似沉似伏大而長微絃扁鵲曰牢而長者肝也仲景曰寒則堅牢有牢固之象徐東皐云沉而有力動而不移牢之體也主病爲心腹疼痛疝㿗癥瘕爲氣短息促爲皮膚著腫是

華牢二脉固判若天淵也仲景曰絃則爲寒芤則爲虛虛寒相搏此名曰革男子主亡血失精女人主半產漏下脉經曰三部脉革長病得之死卒病得之生瀕湖曰此即芤絃二脉相合故均主失血之候諸家脉書皆以爲牢脉故或有革無牢有牢無革混淆不辨不知革浮牢沉革虛牢實形症皆異也又牢爲元氣將絕者凶牢忌見陰虛失血之病爲虛病見實脉也不可不辨

牢實相類

牢脉沉而有力動而不移明主陰寒凝固之象也若實脉則浮沉皆得大而且長指下鼓擊息數往來動而能移乃主陽盛實熱之病脉體固依稀相似而主病則已懸甚均一動也只爭移與不移此徐東皐獨得牢脉之神識超千古矣及閱方書謂槩古實脉而按蔓附此必非實脉乃牢脉也不容不細別之

芤革不同

芤形大如慈葱。兩傍有，中央空。同父曰：營行脉中，脉以血爲形。芤脉中空，脫血之象也。革脉則形按如鼓皮。雖體不同，大抵主病則皆失血亡陰之證。

芤虛散不同

虛脉遲大而軟，按之無有，隱指豁豁然空。崔紫虛云：形大力薄，其虛可知。主傷暑、怔忡、自汗、驚悸、發熱、陰虛、腹脹、痿痺、遺精、便洩諸證。經曰：血虛脉虛。

又曰氣來虛微爲不及病在內又曰久病脉虛者亦若花脉則大如慈葱與虛脉豁豁然空不同也

所謂散脉者其形如楊花散漫去來無定息數難齊無統紀無約束渙散不收稍按便四散不聚主病爲溢飲爲血耗爲怔忡爲脫汗爲胻腫胕產婦得之生姙婦得之墜平人見之亦難經曰散脉獨見者危柳氏曰散爲血氣俱虛根本脫離之脉若兩尺見之䰟斷歸冥心脉洪大微散肺脉浮濇微

散獨此不妨耳此散與虛異而虛又與芤異也

結代不同

結脉緩而一止止無常數代脉動而中止不能自還因而復動止有常數脉學云數而時止名爲促緩止須將結脉呼止不能回方是代結生代死自殊塗然代爲氣衰固云死脉而又宜於風家痛極孕婦霍亂是代亦有生者至結脉雖爲陰凝痰結積聚癱腫瘕疝諸病每見脫血逢此終不免於死

者是又不拘於常數總之結脈多生代脈多亦耳瀕湖曰脈一息五至肺心脾肝腎五藏之氣皆足五十動而一息合大衍之數謂之平脈反此則止乃見焉腎氣不能至則四十動一息肝氣不能至則三十動一息葢一藏之氣衰而代藏之氣代至也滑伯仁曰若無病羸瘦而脈代者危脈也有病而氣血乍損氣不能續者祇爲病脈傷寒心悸脈代者復脈湯主之妊娠脈代者其胎百日代之生

亦不可不辨

代脉有二

代爲氣衰固止有常數此亦脉也經又云黄脉代此益指脾脉而應於四時遇春得胃氣而兼見微絃遇夏得胃氣而兼見微洪遇秋得胃氣而兼見微浮遇冬得胃氣而兼見微石此乃四時更代之代而非亦脉之代此代之義又不可不知

如促脉

促脉乃數而一止此爲陽極亡陰三焦鬱火炎盛或發狂班或生毒疽留胃府或陰陽經積五積停中脉因爲沮最不宜於病後若勢進不已則爲可危五積者血氣痰飲食也若此得之新病元氣未敗不必深慮但有如促之脉或漸見於虛癆垂危之頃死期可卜或暴作於驚遑造次之候氣復自愈脫陰見促終非吉兆腫脹見促不交之否促脉則亦有死者矣

動脉有三

動乃數脉見於關上下無頭尾如豆大忽忽動搖

仲景曰、陰陽相搏名曰動陽動則汗出陰動則發熱形冷惡寒此三焦傷也主病為痛為驚為洩痢為亡精為失血虛者傾搖勝者自安此皆病脉也

又有平人而動者、太素云三部寬長是上賢更於膽脉帶長絃豁然應指如龍動翊贊明君萬萬年

又云腎部忽然動、滑時為官必定有遷移更看三

部寬洪應用意消詳仔細推素問曰婦人手少陰脉動甚者孕子也是皆吉兆之脉也

眞藏脉

肝絕之脉循刀責責心絕之脉轉豆躁疾脾則雀啄如屋之漏如水之流如盃之覆肺絕如毛無根蕭索麻子動揺浮波之合腎脉將絕至如省客來如彈石去如解索命脉將絕鰕游魚翔至如涌泉絕在膀光眞脉既形胃已無氣參察色證斷之以

意。

七情脈

七情之脈。內傷五志。喜則脈緩。悲短憂濇。思結恐沉。驚動怒急。七脈宜先。審而處治。

妊娠脈

婦人之脈。以血爲本。血旺易胎。氣旺難孕。少陰動甚。謂之有子。尺脈滑利。妊娠可喜。滑疾不散。胎必三月。但疾不散。五月可別。左疾爲男。右疾爲女。女

腹如箕男腹如斧欲産之脉其至離經水下乃產未下勿驚新產之脉緩滑爲吉實大絃牢有證則逆

脉病逆順

岐伯曰凡人形瘦脉大胸中多氣死形盛脉細少氣不足以息者危形氣相得者生三五不調者病人有强弱盛衰之不一而脉實應焉脉有陰陽虛實之不同而病實應焉脉病形證相應而不相反

毋萬舉而萬全少有乖張良工不能施其巧矣故
脉之於病有宜有不宜爲醫不可以不辨也　左
有病而右痛右有病而左痛上病下痛下病上痛
此爲逆亦不可治　腹脹脉浮大生沉小亦　壯
熱脉浮大有力生無力及沉微小亦　顛癇脉亦
然　譫語洪大生厥逆微小亦　暴忤脉實大生
虛弱伏細亦　中毒洪大緊急生微細不齊危
頭痛浮大安短濇危　吐血發熱洪大生細微亦

不發熱、細少生○洪大危○　傷寒發熱後、脉沉靜者
生○洪躁危○　自汗、脉虛細安○躁盛危○　厥逆、沉濇
生○浮大危○　諸失血、小弱生○洪大危○　久病、脉細
軟生○洪大危○　瀉利、微細弱生○浮大危○　滯下、洪
大數或緩生○微小弱危○　產後、微小生○洪大數危○
胎前、忌微小濇○　咳嗽、浮大緩生○沉絃小危○細疾
結代死○　中風、口噤浮遲身靜者生○洪數搏指氣
麁者死○　上氣喘急○面目俱浮○脉浮滑手足溫者

生脉濇小肢厥者死 瘡疽洪大生沉細危既潰
脉靜安潰後洪大危 陽病得陰脉陰病得陽脉
皆死 消渴諸疽數大生虛細死 霍亂浮洪生
虛細死 諸水浮緩生數疾死沉遲小死 痿痺
緊急或中病脉堅外病脉濇汗出脉盛虛勞心數
風家脾緩人瘦脉大而喘形盛脉微短氣更有傷
寒厥利而脉不至脉微厥冷煩燥脉遲而反消食
與夫人短脉長人長脉短人滑脉濇人濇脉滑皆

死脈也。

脈色逆順

玉機眞藏篇曰、五藏受氣於其所生。傳之於其所勝。氣舍於其所生。死於其所不勝。病之且死。必先傳行至其所不勝。乃死。此氣之逆行也。故死。肝受氣於心。傳之于脾。氣舍於腎。至肺乃死。心受氣於脾。傳之於肺。氣舍於肝。至腎而死。脾受氣於肺。傳之於腎。氣舍於心。至肝而死。肺受氣於腎。傳之於

肝氣舍於脾至心而死腎受氣於肝傳之於心氣
舍於肺至脾而死此皆逆死也一日一夜五分之
所以占生死之蚤暮也　大骨枯槀大肉陷下胸
中氣滿喘息不便內痛引肩項期一月死眞藏見
乃予之期日　大骨枯槁大肉陷下胸中氣滿喘
息不便內痛引肩項身熱脫肉破䐃眞藏見十日
之內死　大骨枯槁大肉陷下肩髓內消動作益
衰眞藏未見期一歲死　大骨枯槁大肉陷下胸

中氣滿心中不便肩項身熱破䐃肉脫目眶陷眞藏見目不見人立死其見人者至其所不勝之時則死　急虛身中卒至五藏絕閉脉道不通氣不往來譬於墮墜不可爲期其脉絕不來若人一息五六至其形肉不脫眞藏雖不見猶死也　三部九候皆相失者死上下左右之脉相應如參舂者病甚上下左右之脉相失不可數者死　中部之候雖獨調衆藏相失者死中部之候相減者死目眶

內陷者死○　肉脫身不去者死○乍數乍踈者死○眞
藏見形者勝死○形氣相得者生○三五不調者病○
形肉已脫九候雖調猶死○脉無胃曰逆○逆則死○
肝見庚辛死○心見壬癸死○肺見丙丁死○腎見戊巳
死○脾見甲乙死○　渾渾革至如涌泉病進而色弊○
綿綿其去如懸絕者死○　脉忽去忽來暫止復來○
者死○脉中侈者死○脉分絕者死○三部脉如釜中湯
沸朝得暮死○半夜得日中死○日中得夜半死○　九

候之脉皆沉細懸絕者爲陰主冬故以夜半死盛躁喘數者爲陽主夏故以日中死寒熱病者以平旦死熱中及熱病者以日中死風病者以日夕死病水者以夜半死其脉乍數乍踈乍遲乍疾日乘四季者死　脉浮而滑身汗如油喘息不休水漿不入身體不仁乍靜乍喘者死　汗出髮潤喘不休肺氣絕也死陽病獨留體如烟薰直視摇頭口不能言心先絕也脣吻青四肢濈濈汗出肝先絕

也環口黧黑虛汗發黃脾先絕也身熱喘麤見陰多躁或目眶深陷瞳不轉移戴陽上視腎絕也皆死　頭目痛卒視無見者死　三部脈緊盛大汗出不解者死　陰陽尺寸俱虛者死溫病汗不出出不至足者死溫病穰穰大熱脈細小者死　欬而形脫發熱脈堅急者死　皮肉着骨者死髮直如麻者死口臭不可近者死舌捲卵縮者死目不回直視一日死　陰結陽絕目精脫恍忽者死

面無光齒齦黑者死○熱病七八日當汗不得汗○
脉絕者死○遺尿不知者死○口如魚口不能閉○
而氣出多不入者死○肛門如竹筒大便不禁及
不知者死○病人臥有邊不寧者死○吐痰如蟹沫
者死○面腫色蒼黑者死○表裏俱病者死○在傷寒
則爲兩感○病巳汗身體不凉加喘瀉者死○病
久妄言及不能言者不治○熱病者可治○病人陰
陽俱絕撮空摸衣者死○汗出不流舌捲黑者死○

髮與肩衝起者死○病人爪甲青者死○病人爪甲白者不治○病人脉絕口張足腫者五日死○病人足趺上腫兩膝大如斗者十日死○病人陰囊及莖腫者死○病人爪甲及肉黑者八日死○病人臥難着枕氣升如喘者死○病人每日夜小便十數次而滴瀝者死○病人形氣俱虛安穀者過期而死○不安穀者不及期而死

六絕脉

衝陽○絕死○不治○足陽明胃經脉在足大指○彼陷中
有動脉應指是也○尺澤○絕死○不治手太陰肺經
脉在手臂曲紋陷中○有動應指是也○天府○絕死
不治○手太陰肺經脉在手臂內廉臑下○有動脉應
指是也○太衝○脉絕死○不治足厥陰肝經脉足內
大指後二寸○動脉應指是也○神門○絕死○不治手
少陰心經脉在掌內側○有動脉應指是也○太谿
絕死○不治○足少陰腎經脉在足內踝骨下○有動脉

應指是也

七獨脉

愚按經云、獨小者病獨大者病獨疾者病獨遲者病獨熱者病獨寒者病獨陷下者病此爲七獨脉而即七診之義謂脉失其常候非吉兆也經又云、七診雖見九候皆從者不死所言不死者風氣之病及經月之病似七診之義而非也故言不死釋謂風者陽病故偶感於風而陽分之脉或大或疾經者常期也或適値去血而陰分之脉或小或遲或見陷下此皆似七診之脉而實非也皆不可以言死但非此而得七診之脉則凶經、又云若有七診之病、其脉候亦敗者死矣必發噦噫此經又言脉息證候之敗而非七診之比然其死也必發噦噫益噦出於胃土氣敗也噫出於心陰邪勝也可見脉證須要相應而有胃氣雖屬近死之病而亦不死若其脉證俱敗即非七診之病而又不免於

死也

無脉候

無脉之候所因不一久病無脉氣絶者死暴病無
脉氣鬱可治傷寒痛風痰積經閉憂驚折傷關格
吐利氣運不應斯皆勿忌

勝負扶抑脉

槩論不勝春絃濇欺濇絃氣少病作秋時無絃春
病無氣死推更有兼其所勝春絃而緩相持氣多

爲平氣少長夏爲病無絃春病無氣可知亦期春

絃鈎扶易愈春絃滑抑退遲勝負扶抑例舉可知

脉證似反

脉證似反非反因之而變無傷極實而有羸狀寒

濕痓脉沉細極虛而有盛候脉虛大而無常病虛

脉細因服寒凉而搏措陰虛出汗誤服參芪而脉

强傷寒糞秘脉遲胃實宜下痛風兼秘何妨

滑伯仁脉診三要

診脈之要有三曰舉曰按曰尋輕手得之曰舉重手取之曰按不輕不重委曲求之曰尋初持脈輕手候之脈見皮毛之間者陽也府也亦心肺之應也重手按之脈伏於肉下者陰也藏也亦肝腎之應也不輕不重而取之其脈應乎血肉之間者陰陽相適中和之應脾胃之候也若浮中沉之不見則委曲而求之若隱若現則陰陽伏隱之脈也六部皆然

又察脉六法

上下來去至止六字爲脉之神機也不明六字則虛實陰陽不別也上者爲陽來者爲陽至者爲陽下者爲陰去者爲陰止者爲陰上者自尺部上於寸口陽生於陰也下者自寸口下於尺部陰生於陽也來者自骨肉之分而出於皮毛之際氣之升也去者自皮膚之際而還於骨肉之分氣之降也應曰至息曰止

又明脉表裏虛實

表裏虛實四字脉之綱也表陽也府也凡六淫之邪襲於經絡而未入於胃府及藏者皆表也　裏陰也藏也凡七情之氣欝於心腑之間不能越散飲食五味之傷留於藏府之間不能消洩皆屬於裏也　虛者元氣之自虛精神耗散氣力衰竭也　實者賊邪之氣實繇正氣之本虛邪得乘之非元氣之自實也故虛者補正氣實者瀉邪氣內經

所謂邪氣盛則實精氣奪則虛此大法也

脉有陰陽乘伏

難經云脉有伏匿然謂陰陽更相乘更相伏也脉居陰部而反陽脉見者爲陽乘陰也脉雖時沉濇而短此謂陽中伏陰也脉居陽部而反陰脉見者爲陰乘陽也脉雖時浮滑而長此謂陰中伏陽也

天和脉 參後六十年運氣診治

天和脉只論三陰南天高兮北泉深太陰專主右

尺寸厥陰尺寸左邊沉少陰尺寸兩不應相交相
反𠆩相臨　天和乃平脈也諸陽爲浮諸陰爲沉
故不言三陽司天在泉南政以天道言甲巳二歲
論脈則寸在南而尺在北三陰司天則兩寸不應
太陰司天右寸不應少陰司天兩寸不應厥陰司
天左寸不應三陰在泉則兩尺不應太陰在泉右
尺不應少陰在泉兩尺不應厥陰在泉左尺不應
北政以地道言乙丙丁戊寅辛壬癸之歲論脈則

寸在北而尺在南三陰司天則兩尺不應太陰司天右尺不應少陰司天兩尺不應厥陰司天左尺不應三陰在泉則兩寸不應太陰在泉右寸不應少陰在泉兩寸不應厥陰在泉左寸不應不應者皆爲沉脉也　紺珠經曰、五行君火不用事故南政少陰司天君火在上則兩寸不應司泉君火在下則兩尺不應厥陰司天君火在左故左寸不應司泉則左尺不應太陰司天君火在右故右寸不應司泉則右尺不應北政少陰司天君火在上則兩尺不應司泉君火在下則兩寸不應厥陰司天君火在左故左尺不應司泉則左寸不應太陰司天君火在右故右尺不應司泉則右寸不應凡不應者謂脉沉而細不應於手也反之則沉爲浮細爲大也歲當君火在寸而沉反見於尺歲當君火在尺而沉反應於寸經曰、尺寸反者死歲當君火在左而沉反見於右歲當君火在右而沉反見於

左經曰陰陽交者死又曰學診之士必先歲氣良有以哉李南豐云此與仲景丹溪所說不同然所論深得素問君火以退之旨故從之

素問六十年運氣病治之紀

壬辰壬戌歲　上太陽司天水　中木運太　下太陰在泉土

其化上苦溫中酸和下甘溫藥食宜也主病眩掉瞑

戊辰戊戌歲　上太陽司天　中火運太　下太陰在泉

其化上苦温○中苦和○下苦温○藥食宜也○主病熱鬱○

甲辰甲戌歲　上太陽司天　中土運太　下太陰在泉

其化上苦熱○中苦温○下苦温○藥食宜也○主病濕下重○

庚辰庚戌歲　上太陽司天　中金運太　下太陰在泉

其化上苦熱○中辛温○下苦熱○藥食宜也○主病燥悶滿○

丙辰丙戌歲　上太陽司天　中水運太　下太陰在泉

其化上苦熱中鹹溫下甘熱藥食宜也至病大寒

凡此太陽司天之政氣化運行先天此下總結辰戌年太陽司天六氣之化也凡子寅辰午申戌六陽年皆爲太過丑亥酉未巳卯六陰年皆爲不及太過之氣常先天時而至故其所生長收藏氣化運行皆蚤不及之氣常

後天時而至故其氣化運行皆遲如交變大論曰太過者先天不及者後天本篇後文曰運太過則其至先運不及則其至後皆此義也

丁卯丁酉歲　上陽明司天　中木運少　下少陰在泉
其化上苦小溫中辛和下鹹寒藥食宜也三宮

癸卯癸酉歲　上陽明司天　中火運少　下少陰在泉

其化上苦小温○中鹹温○下鹹寒之藥○食宜也三灾

九宫

己卯己酉歲　上陽明司天　中土運少　下少陰在泉

其化上苦小温○中甘和○下鹹寒之藥○食宜也三灾

五宫○

乙卯乙酉歲　上陽明司天　中金運少　下少陰在泉

其化上苦小温○中苦和○下鹹寒之藥○食宜也三灾

七宫○

辛卯辛酉歲　上陽明司天　中水運少　下少陰在泉

其化上苦小温中苦和下鹹寒藥食宜也主灾

一宫

凡此陽明司天之政氣化運行後天此總言

卯酉年陽明司天六氣之化也凡此卯酉十

年歲氣不足故氣化運行後天

壬寅壬申歲　上少陽相火司天　中木運太　下厥陰木在泉

其化上鹹寒中酸和下辛凉藥食宜也病掉眩

支脇驚駭○

戊寅戊申歲　上少陽司天　中火運太　下厥陰在泉

其化上鹹寒○中苷和○下辛涼○藥食宜也○病上熱

鬱血溢泄心痛○

甲寅甲申歲　上少陽司天　中土運太　下厥陰在泉

其化上鹹寒○中鹹和○下辛涼○藥食宜也○病體重

胕腫痞飲○

庚寅庚申歲　上少陽司天　中金運太　下厥陰在泉

其化上鹹寒。中辛溫。下辛凉。藥食宜也。病肩背

胸中。

丙寅 丙申歲 上少陽司天 中水運太 下厥陰在泉

其化上鹹寒。中鹹溫。下辛溫。藥食宜也。病寒浮

腫。

凡此少陽司天之政。氣化運行先天。

丁丑 丁未歲 上太陰司天土 中木運少 下太陽在泉水

其化上苦溫。中辛溫。下甘熱。藥食宜也。主灾三

○宮

癸丑癸未歲　上太陰司天　中火運少　下太陽在泉

○其化上苦温○中鹹温○下苦熱○藥食宜也○主灾九

○宮

巳丑巳未歲　上太陰司天　中土運少　下太陽在泉

其化上苦熱○中苦和○下苦熱○藥食宜也○主灾五

○宮

乙丑乙未歲　上太陰司天　中金運少　下太陽在泉

其化上苦熱中酸和下甘熱藥食宜也主災七

宫

辛丑辛未歲　上太陰司天　中水運少　下太陽在泉

其化上苦熱中苦和下苦熱藥食宜也主災一

宫

凡此太陰司天之政氣化運行後天

壬子壬午歲　上少陰司天火　中木運太　下陽明在泉金

其化上鹹寒中酸涼下酸溫藥食宜也主病支

滿○

戊子戊午歲　上少陰司天　中火運太　下陽明在泉

其化上鹹寒○中苦寒○下酸溫○藥食宜也○主病血溢上熱○

甲子甲午歲　上少陰司天　中土運太　下陽明在泉

其化上鹹寒○中苦熱○下酸熱○藥食宜也○病中滿身重○

庚子庚午歲　上少陰司天　中金運太　下陽明在泉

其化上鹹寒中辛溫下鹹溫藥食宜也三王病下
清

丙子丙午歲　上少陰司天　中水運太　下陽明在泉
其化上鹹寒中鹹熱下酸溫藥食宜也三王病寒
下

凡此少陰司天之政氣化運行先天

丁巳丁亥歲　上厥陰司天　中木運少水　下少陽在泉火
其化上辛凉中辛和下鹹寒藥食宜也三王灾三

宮○

癸巳癸亥歲　上厥陰司天　中火運少　下少陽在泉

其化上辛凉○中鹹和○下鹹寒○藥食宜也○三正灾九

宮○

巳巳巳亥歲○上厥陰司天○中土運少　下少陽在泉

其化上辛凉中苷和下鹹寒藥食宜也○三正灾五

宮○

乙巳乙亥歲　上厥陰司天　中金運少　下少陽在泉

其化上辛凉中酸和下鹹寒藥食宜也三宫災七宫

辛巳辛亥歲　上厥陰司天　中水運少　下少陽在泉

其化上辛凉中苦和下鹹寒藥食宜也三宫災一宫

凡此厥陰司天之政氣化運行後天

愚按人秉天地之氣以生天人一理也五運六氣陰陽之變勝復之作而人身應之經曰

隨其氣所在期於左右從其氣則和違其氣則病迭移其位者病失守其位者危寸尺反者死陰陽交者死又曰先立其年以知其氣而主病之陰陽虛實逆從生死毋外此以爲氣診矣

奇經八脈

李瀕湖曰、凡人一身有經脈絡脈直行曰經旁行曰絡經凡十二手之三陰三陽足之三陰三陽是

也絡凡十五乃十二經各有一別絡而脾又有一
大絡幷任督二絡爲十五也共二十七氣相隨上
下如泉之流如日月之行不得休息故陰脉營於
五藏陽脉營於六府陰陽相貫如環無端莫知其
紀終而復始其流溢之氣入於奇經轉相灌溉內
溫藏府外濡腠理奇經凡八脉不拘制於十二正
經無表裏配合故謂之奇葢正經猶乎溝渠奇經
猶夫湖澤正經之脉隆盛則溢於奇經故越人比

之天雨降下溝渠溢滿霶霈妄行流於湖澤此發
靈素未發之秘者也八脉載在群書略而不悉醫
不知此罔探病機仙不知此難安爐鼎云　奇經
八脉者陰維也陽維也陰蹻也陽蹻也衝也任也
督也帶也陽維起於諸陽之會繇外踝而上行於
衛分陰維起於諸陰之交繇內踝而上行於營分
所以爲一身之綱維也陽蹻起於跟中循外踝上
行於身之左右陰蹻起於跟中循內踝上行於身

之左右所以使機關之捷蹻也督脉起於會陰循背而行於身之後爲陽脉之總督故曰陽脉之海任脉起於會陰循腹而行於身之前爲陰脉之承任故曰陰脉之海衝脉起於會陰夾臍而行直衝於上爲諸脉之衝要故曰十二經脉之海帶脉則横圍於腰狀如束帶所以總約諸脉者也是故陽維主一身之表陰維主一身之裏以乾坤言也陽蹻主一身左右之陽陰蹻主一身左右之陰以東

西言也督主身後之陽任衝主身前之陰以南北
言也帶脉橫束諸脉以六合言也是故醫而知乎
八脉則十二經十五絡之大旨得矣仙而知乎八
脉則龍虎升降玄牝幽微之妙竅得矣　兩手脉
浮之俱有陽沉之俱有陰陰陽皆實盛者此爲衝
督之脉也衝督之脉者十二經之道路也衝督用
事則十二經不復朝於寸口其人皆恍忽狐疑不
省必當猶豫而兩心也兩手陽脉浮而細微綿綿

不可知俱有陰脉亦復細綿綿此爲陰蹻陽蹻之脉也此人曾有病鬼魅風死若恍惚亡人爲禍也尺寸脉俱浮直上直下此爲督脉腰背强直不得俛仰大人顛病小兒風癇疾尺寸脉俱牢直上直下此爲衝脉胸中有病寒疝也　難經曰奇經爲病何如然陽維維於陽陰維維於陰陰陽不能相維則悵然失志溶溶不能自收陰蹻爲病陽緩而陰急陽蹻爲病陰緩而陽急衝脉爲病逆氣而裏

急督脉爲病脊强而厥任脉之爲病其內若結男子爲七疝女子爲瘕聚帶之爲病腹滿腰溶溶若坐水中陽維爲病苦寒熱陰維爲病苦心痛此奇經脉之爲病也

舉脉訣悖經之非

愚按宋妄男子高陽生者冒竊叔和僞創脉訣庸鄙差謬大乖經旨俗醫習誦遵爲法程終日呫嗶益增聾聵雖閱多病歷多壽虛實不識生死無知

脉理竟昧誤世非淺獨柰相承膠固難拔若肯回心翻悟棄邪歸正依憑內經脉經正法特究虛實洞明生死病必識脉治必求本軒岐微蘊再彰今日天下之幸萬世之慶也今舉其非者於後　脉經以浮脉謂舉之有餘按之不足脉訣乃謂尋之如太過據此乃浮兼洪緊實之象豈浮之體乎謬一也又脉經以沉脉謂重按至筋骨乃得脉訣乃謂緩度三關狀如爛綿豈知沉尚兼遲數洪細而

誤指爛綿之弱脉爲沉之體謬二也又脉經以遲脉謂一息三至去來極慢脉訣乃謂重手乃得又曰隱隱曰狀且難是又混遲而爲沉爲濇矣豈遲之體乎謬三也又脉經以數爲綱領正脉脉訣妄立七表八裏名目而遺數脉只歌於九道謬四也又脉經以滑脉往來流利如珠應指脉訣乃云按之卽伏三關如珠不進不退是不分浮滑沉滑尺寸之滑也曰不進不退此政內經所云皮膚著脉

不往來者㪅是豈滑之體乎謬四也又脉經以澀

脉爲往來難細遲短散脉訣乃云指下尋之似有

舉之全無悖經甚矣謬五也又脉經以虛脉爲遲

大而軟按之無力隱指豁豁然空脉訣乃謂尋之

不足舉之有餘此爲浮脉豈虛之體乎謬六也又

脉經以實脉爲浮沉皆得愊愊應指脉訣乃言如

繩應指來又言證爲小便不禁是認脉爲緊脉而

證爲虛寒之證妄甚矣謬七也又脉經以洪脉爲

指下極大宜于夏脈訣乃云季夏宜之秋季冬季發汗通腸俱非所宜獨不聞有舍時從症乎謬八也又脈經以緊脈爲數如切繩脈訣乃云寥寥入尺來是令脈將倒行耳謬九也又脈經以芤脈中央空兩邊實病主失血脈訣乃謂兩頭有中間無是脈從中而斷截矣又言主淋瀝氣入小腸與血症何反謬世不小謬十也又脈經以緩脈主營弱風虛濕痹之病脈訣乃云爲脾熱口臭反胃齒痛

夢鬼之症支離枉誕謬十一也又脉經以絃脉如張弓絃脉訣乃云脉緊狀繩牽時時帶數此又混緊數爲絃大失絃體矣謬十二也又脉經以牢脉似沉似伏實大而長微絃脉訣乃云尋之則無按之則有又云脉入皮膚辨息難又以牢爲死脉皆舛妄害理謬十三也又脉經以濡脉極軟而浮細如綿按之無有脉訣乃云按之似有舉還無是又以微脉爲濡謬十四也又脉經以弱脉爲極軟而

沉細按之乃得舉之無有脉訣乃言輕手乃得是又以濡爲弱謬十五也又脉經以細脉小於微而常有細直而軟脉訣乃謂往來極微與經大乖謬十六也又脉經以伏脉爲重按着骨指下纔動而脉訣乃云尋之似有定息全無謬十七也又脉經以動脉爲見於關上下厥厥動搖脉訣乃言尋之似有舉之還無不離其處不往不來三關沉沉含糊譫妄謬十八也又脉經以促脉爲來去數時一

止復來脉訣乃云弁居寸口不言時止謬十九也
又脉經以結脉爲徃來緩時一止復來脉訣乃云
或來或去聚而却還此與結何干謬二十也又脉
經與仲景以動爲陽脉訣之九道則以動爲陰謬
二十一也又仲景以弦爲陰脉訣之七表則以弦
爲陽謬二十二也又内經難經仲景脉經皆以脉
從陰陽對待而言而脉訣則妄創七表八裏九道
之詭名夫以表言之則實脉非表也以裏言之則

遲脉非裏也而道更不知爲何道也謬廿三也以上二十三謬舉世習熟無有覺其非者茲特以經爲案以悖經爲斷切有賴于同志之士焉謹再攷證諸書以悉其謬　晦菴朱夫子曰古人察脉非一道今世惟守寸關尺之法俗傳脉訣辭最鄙淺非叔和本書　東陽柳貫曰王叔和撰脉經十卷爲醫家一經今脉訣熟在人口直謂叔和所作不知叔和西晉時尚未有歌括此乃宋之中世人僞

托以便習肄爾　河東王世相曰診候之法不易精也軒岐微蘊越人叔和撰難經脉經猶未盡洩其奥五代高陽生著脉訣假叔和之名語多牴牾辭語鄙俚又被俗學妄註世醫家傳戶誦茲然無所下手不過藉此求食而已於診視何益哉　雲間錢溥曰昔太醫令王叔和著脉經其言可守而不可變及托叔和脉訣行而醫經之理遂微蓋叔和爲世所信重故假其名而得行耳然醫道之日

淺未必不繇此而誤之也　櫻寧滑壽曰脉之陰陽表裏以對待而爲名象也高陽生七表八裏九道蓋鑿鑿也求脉之明爲脉之晦　金陵戴起宗曰脉不可以表裏定名也軒岐越人叔和皆不言表裏脉訣竊叔和之名而立七表八裏九道爲世大惑脉之變化從陰陽生但可以陰陽對待而言各從其類豈可以一浮二芤爲定序而分七八九之名乎大抵因浮而見者皆爲表因沉而見者皆

爲裏何拘於七八九哉盧山劉立之以浮沉遲數爲綱以教學者雖似捷徑然必繇博反約然後能入脉妙若以此自足亦畫矣　朱丹溪曰氣口者脉之要會故能知人命之死生世之俗醫誦高陽生之妄作欲以治病其不殺人也幾希

望色

素問曰望而知之謂之神聞而知之謂之聖問而知之謂之工切脉而知之謂之巧

靈樞藏府病形篇曰色青者其脉弦赤者其脉鈎黄者其脉代白者其脉毛黒者其脉石見其色而不得其脉反得其相勝之脉則死也得其相生之脉則病已矣又曰先定其五色五脉之應其病乃可別也又曰赤色出兩顴大如母指者病雖小愈必卒死黒色見於天庭大如母指必不病而卒死又曰青黒爲痛黄赤爲風黄而膏潤爲膿赤甚爲血白爲寒是爲五色也

又曰五色微診可以目察能合色脉可以萬全赤脉之至喘而堅診有積氣在中時害於食名曰心痺得之外疾思慮而心虛故邪從之白脉之至喘而浮上虛下實驚有積氣在胸喘而虛名曰肺痺寒熱得之醉而使內也青脉之至長而左右彈有積氣在心下支胠名曰肝痺得之寒濕與疝同法腰痛足清頭脉緊黃脉之至大而虛有積氣在腹中有厥氣名曰厥疝女子同法得之疾使四支汗

出當風黑脉之至上緊而大有積氣在小腹與陰
名曰腎痺得之浴清水而卧
又曰夫精明五色者氣之華也赤欲如帛裹朱不
欲如赭白欲如鵞羽不欲如鹽青欲如蒼璧之澤
不欲如藍黄欲如羅裹雄黄不欲如黄土黑欲如
重漆色不欲如地蒼五色精微象見矣壽不久也
夫五色者身之强也頭者精明之府頭傾視深精
神將奪矣背者胸中之府背曲肩隨府將壞矣腰

者腎之府轉摇不能腎將憊矣膝者筋之府屈伸不能行則僂附筋將憊矣骨者髓之府不能久立行則振掉骨將憊矣得強者生失強者死

五藏之氣敗色見形青如草滋黃如枳實黑如烟煤赤如衃血白如枯骨皆死也青如翠羽赤如雞冠黃如蟹腹白如豚膏黑如烏羽此皆生也

青色見於太陰太陽及魚尾正面口角如大青藍葉怪惡之狀者肝氣絕死若如翠羽柏皮者只是

肝邪有驚風風病目病之屬　紅色見如唇口及三陰三陽上下如馬肝之色死血之狀者心氣絶死若如橘紅馬尾色者只是心病有怔忡及驚悸夜卧不寧　白色見於鼻準及正面如枯骨及擦殘汗粉者爲肺絶丙丁日死若如膩粉梅花白綿者只是肺邪咳嗽之病有孝服之憂　黄色見於鼻乾燥若土偶之形爲脾氣絶死若如桂花雜以黑暈只是脾病飲食不快四支倦怠妻妾之累

黑色見於耳或輪廓內外命門懸壁若污水烟煤之狀爲腎絕則死若如蜘蛛網眼烏羽之澤者只是腎虛火邪乘水之病

凡望五色以知其病如面青肝病面赤心病面黃脾病面白肺病面黑腎病此知病之屬也

凡相五色之奇脉面黃目青面黃目赤面黃目白面黃目黑者皆不死面青目青面赤目白面青目黑面黑目白面赤目青皆死也　凡望病人目睛

不了了鼻中呼不出吸不出氣短促而冷者陰病
也病人目睛了了鼻中呼吸出入能往能來口鼻
息長而皆長者陽病也　病人及健人黑色若白
色起入目及口鼻三日中死　久病人耳目及顴
骨赤者五日死　病人目無精光若土色不受飲
食四日死　望病人兩目眥有黃色起者將愈病
人面目俱黃者不死、病人面唇青黑者皆死
望健人及病人面如馬肝色望之如青近之如黑

者死

聞聲

聞其五音以別其病經云言而微終日乃復言此奪氣也　中盛藏滿聲如從室中言此中氣之濕也　困於暑汗煩渴而喘靜則多言衣被不斂言語善惡不避親疎者此神明之亂也　病人五藏已奪神明不守聲嘶者死病人循衣縫譫語者不治內傷飲食勞倦症不欲言縱欲言之聲必怯弱

低微乃不足之驗　外傷風寒證言語必前輕而後重其言高其聲壯厲有力乃有餘之驗也凡聲嗄其言响如從甕中出前輕而後重高揭而有力皆傷風氣壅之驗也　痰火咳嗽久而聲嘶啞而漸至不出聲者必死也　聞病人言語無力甚不欲言氣難布息者內傷也病人言語有力動言不厭者外傷也　病人陰陽俱絕失錯不能言者三日死病人妄言錯亂及不能言不治熱病者

可治　傷寒有狂言譫語獨語鄭聲及不能言不
欲言或狂譫不休皆有虛實之别
愚按凡病將死之頃必氣促似喘喉中曳鋸若有
痰聲僅呼吸於人迎數寸之間葢眞陰絶於下孤
陽脱於上而爲魂飄魄墜陰陽睽離之候乃氣短
之極也原夫氣至命門縮於右腎絶則繫腎及肝
繫肝及脾繫脾及心繫心及肺至肺爲宗氣諸氣
之會元氣止此諸氣衝合勢盛作響亦猶水風相

激而成浪湧之聲水必風恬而浪始息形因氣散而響方絕故人之生死繇氣之聚散理必然也往往醫於此際誤爲火盛痰升活絡牛黃促人快覓攻痰定喘無藥不投祇速其死良可慨巳又有當未死之先或診色脉之虧治施救本藥投參附至其不愈垂亡作喘遂歸咎醫師謂誤服補氣致病家抱終身之恨而醫師蒙不白之寃誰有明其爲元氣上脫似喘非喘似痰非痰之絕症者乎毋見

病中頻服耗劑。臨危而亦作喘。將歸咎何物耶。豈知參附正納氣之要藥。至病已入危法而不即危。留連旬月者。皆此藥之力。人多不知也。又有無病而頭目暈眩。喉聲似喘。此為氣虛暴症。必脈沉伏。或細如縷。惟急投以大劑參附。亦有生者。若其六脈上。脫數滑洪大。或絃硬搏指。兼以眼合口開手。散遺。尿汗泄息麤。面赤如粧。有呼無吸。肉眼頓陷。支體厥。冷則不治矣。又有暴厥不省人事。喉息無聲者少待氣復自甦切勿擾動此爲勞極或因盛怒中氣不升所致非井元氣絶候也又有肺傷風寒痰壅作喘或牙關緊閉倘脉症相合惟投以開關散蘇合牛黃丸疎痰順氣之屬多有得愈者又有眞氣久虛無病暴死其喉息無聲者此葢非邪乃氣盡自絶也如此聞聲之診不可不詳辨也

問證

經曰、必審問其所始病與今之所方病然後各切循其脉又曰、必問嘗貴後賤、雖不中邪、病從內生、名曰脱營、嘗富後貧、名曰失精、五氣留連、病有所并、醫工診之、不在藏府、不變形軀、診之而疑、不知病名、身體日減、氣虚無精、病深無氣、灑灑然時驚、病深者、以其外耗於衛、內奪於營、良工所失、不知病情、

又曰、診有三常、必問貴賤、封君敗傷、及欲侯王、

又曰、入國問俗、入家問諱、上堂問禮、臨病人問所

便慎之至也。又云：凡診病者，必問飲食起居，暴樂暴苦，始樂後苦，皆傷眞氣。又云：診病不問其始，憂患飲食之失節，起居之過度，或傷於毒，不先言此，卒診寸口，何病能中。

凡百病，問其晝則增劇，夜則安靜，是陽氣有餘，乃氣病而血不病也；夜則增劇，晝則安靜，是陰病有餘，乃血病而氣不病也。

問其晝則發熱，夜則安靜，是陽氣自旺於陽分也。

晝則安靜夜則發熱煩燥是陽氣下陷入陰中也名曰熱入血室晝則發熱煩燥夜亦發熱煩燥是重陽無陰也當亟瀉其陽峻補其陰

問其晝則惡寒夜則安靜是陰血自旺於陰分也夜則安靜晝則惡寒是陰氣上溢於陽分也夜則惡寒晝亦惡寒是重陰無陽也當亟瀉其陰峻補其陽

晝則惡寒夜則煩燥飲食不入病名陰陽交變陰

陽交變者夘矣　閉戸塞牖擊之病者數問其情以從其意得神者昌失神者亡

甲乙經云、所問病者問所思何也所懼何也所欲何也所疑何也問之要察陰陽之虛實辨藏府之寒熱疾病所生不離陰陽藏府寒熱虛實辨之分明治無誤矣

難經云、問病欲得寒欲見人者病在府也病欲得溫不欲見人者病在藏也

東垣內外傷辨問其發熱惡寒寒熱間作蒸蒸燥熱發於肌肉之間者內傷也發熱惡寒寒熱並作怫怫發熱皮毛之上者外感也　問其口不知味飲食不下手足不和兩脇俱熱者內傷證也　問其飲食知味腹中和二便如常筋骨疼痛不能動搖非扶不起外感證也　問其惡風居露地大漫風起卻不知惡惟惡窓隙些小賊風是內傷證也

問其鼻流清涕頭痛自汗間而有之鼻中氣短

少氣不足以息怯不欲言乃內傷證也　問其小便頻數而不澀初以勞役得之食少小便黃赤大便嘗難或澁或結或虛坐常有些少如痢非痢或瀉黃糜或溏泄或結而不通皆內傷證也　問其心下痞或胸中閉塞如刀割之痛二者亦互作而不並出有時胃脘當心而痛上支兩脇痛四肢不收無力以動而懶倦嗜臥皆內傷證也　問其臍下相火之氣直上冲胸而不可遏其氣無息甚則

高喘皆內傷證也　問其頭痛常常有之而不間者外傷也　問其痛積不移者血痛走痛不常者氣病也　問其痛處按之而已者虛病按之而痛愈甚者實病　問其走注則爲風拘攣則爲寒煩渴則爲暑重濇則爲濕或好於善淫或觸於驚恐或傷於飲食或深居簡出而受暑皆爲受病之因所以貴於問也

女科產後先問坐草難易惡露多少飲食遲蚤生

子存亡。有形傷血傷之不同。補氣補血之各異。飲食不節。宜調中。生子不存。宜開鬱。問其所欲。以知其病。如欲熱者知爲寒。欲冷者知爲熱。如好靜惡動者知其爲虛。煩燥不寧者知其爲實。惡食知傷食。惡風知傷風。好食甘爲脾虛。好食辛爲肺病。好食酸爲肝病。好食鹹爲腎弱。嗜食苦爲心病。此皆順應而易治。若乃心病愛鹹。肺傷欲苦。脾弱喜酸。肝病好辣。腎衰嗜甘。此爲逆候。病輕必危。危者必疢。治得其法。服藥預防。可回生。

昔有人病喉痛。諸醫不効。一醫問其平日好食班鳩。乃知鳩食半夏苗。而貽毒。治以生薑愈。唐汝正治小兒風熱。通身俱愈。惟頭頂不痊。問其因。乳母好熱酒。知其貽毒。本方倍用葛根黃連而愈。

治法大要

愚按張通一先生曰。治有逆從者。以病有微甚。病有微甚者。以證有眞假也。寒熱有眞假。治法亦有眞假眞者正治治之無難假者反治乃爲難耳如寒熱之有眞假者眞寒則脉沉而細或沉而遲爲厥逆爲嘔吐爲腹痛爲飱洩下利爲小便清頻即有發熱必欲得衣此浮熱在外而沉寒在内也眞熱則脉有力而數滑大而實爲煩燥喘滿爲音聲壯厲或大便秘結或小利赤澁或發熱掀衣或脹疼熱渴此皆眞病眞寒者宜溫其寒眞熱者直解其熱是皆正治者也假寒者陽證似陰火極似水

也外雖寒而內則熱脉數而有力或沉而鼓擊或
身寒惡衣或便熱秘結或煩渴引飲或腸垢臭穢
此則惡寒非寒明是熱證所謂熱極反兼寒化亦
曰陽盛隔陰也假熱者陰證似陽水極似火也外
雖熱而內則寒脉微而弱或數而虛或浮大無根
或弦芤斷續身雖熾熱而神則靜語雖譫妄而聲
則微或虛狂起倒而禁之即止或蚊跡發班淺紅
細碎或喜冷水而所用不多或舌胎面赤而衣被

不撤或小水多利或大便不結此則惡熱非熱明是寒證所謂寒極反兼熱化亦曰陰盛隔陽也此皆假病假寒者清其內熱內清則浮熱退舍矣假熱者溫其眞陽中溫則虛火歸原矣是當從治也

又如虛實之治實則瀉之虛則補之此不易之法也然至虛有盛候則爲假實矣大實有羸狀則爲假虛矣總之虛者正氣虛也爲色慘神疲爲神衰氣怯或自汗不收或二便失禁或夢寐精滑或嘔

吐隔塞或病久攻多或氣短如喘或勞傷過度或暴困失志雖外證似實而脈弱無神者皆虛證之當補也實者邪氣實也或外閉於經絡或內結於藏府或氣壅而不行或血流而凝滯必脈病俱盛者乃實證之當攻也然而虛實之間最多疑似有不可不辨其眞耳如通評虛實論曰邪氣盛則實精氣奪則虛此虛實之大法也設有人焉正已奪而邪方盛者將顧其正而補之乎抑先其邪而攻

之乎見有不的生死係之此所以宜慎也夫正者本也邪者標也若正氣既虛則邪氣雖盛亦不可攻蓋恐邪未去而正先脫呼吸虛生則措手無及故治虛邪者當先顧正氣正氣存則不致於害且補中自有攻意蓋補陰即所以攻熱補陽即所以攻寒世未有正氣復而邪不退者亦未有正氣竭而命不傾者如必不得已亦當酌量緩急暫從權宜從多從少寓戰於守斯可矣此治虛之道也若

正氣無損者邪氣雖微自不宜補益補之則正無
預而邪反盛適足以藉寇兵而資盜糧故治實證
者當直去其邪邪去則身安但法貴專精便臻速
効此治實之道也要之能勝攻者方是實證實者
可攻何慮之有不能勝攻者便是虛證氣去不返
可不寒心此邪正之本末有不可不知也惟是假
虛之證不多見而假實之證最多也假寒之證不
難治而假熱之治多誤也然實者多熱虛者多寒

如丹溪曰氣有餘便是火故實能受寒而余續之曰氣不足便是寒故虛能受熱世有不明眞假標本而曰知醫者余則未敢許也

重刻軒岐救正論卷之三

閩中蕭京著　男

藥性微蘊

黃耆

黃耆白朮人參此三者雖爲補氣之藥第主治之屬藏府之殊則迥然不同也本草雖未詳晰而余請爲備列之蓋耆專主衛氣白朮主脾胃中州之氣人參則益脾腎之元氣合三者兼用又通益上

中下三焦表裏藏府諸氣也何以言耆專主衛氣乎耆質輕氣薄色白微黃味淡畧苦乃肺脾上中二焦陽分之藥而主治則固自汗治虛喘解肌熱療癰疽只此數症尚須佐以參术方能著功王節齋云內傷發熱是陽氣自傷不能升達降下陰分而爲內熱乃陽虛也故其脉大而無力屬肺脾立齋云當用補中益氣湯治之第此湯以耆爲君參术爲臣少佐升柴則獨療沉陷發熱之虛陽與勞

役過度及陽虛自汗者宜之東垣曰靈樞云衛氣者所以温分肉而充皮毛肥腠理而司開闔黃耆既補三焦實衛氣與桂同功特比桂甘平不辛熱爲異耳但桂則通血脉能破血而實衛氣耆則益氣也又黃耆與人參甘草三味爲除燥熱肌熱之聖藥脾胃一虛肺氣先絕必用黃耆温分肉益皮毛實腠理不令汗出以益元氣而補三焦陳嘉謨曰人參補中黃耆實表凡內傷脾胃發熱惡寒吐

瀉息臥脹滿痞塞神短脉微者當以人參爲君黃耆爲臣若表虛自汗亡陽潰瘍痘疹陰瘡者當以黃耆爲君人參爲臣不可執一也丹溪曰黃耆補元氣肥白而多汗者爲宜若面黑形實而瘦者服之令人胸滿宜以三拗湯瀉之張元素曰黃耆甘溫純陽無汗則發之有汗則止之以上諸說皆言耆爲益衞氣之藥蓋衞氣之疎總由於胃氣元氣之虛必兼以參术而扶胃氣元氣以充衞氣則相

須爲用耳若舍耆而用參术獨補中氣猶可是治其本也舍參术而專用耆徑塞汗孔不令疎泄徒理其標謂能實衛則不可也丹溪謂黃耆補元氣此非補元氣乃補衛氣也爲衛氣升由元氣耳大凡肥白多汗者元氣便虛元氣既虛未有衛氣能獨實者謂曰補元氣亦可補元氣即補衛氣也如面黑形瘦實者非元氣實乎元氣既實衛氣自然不虛敢用此而犯實實乎丹溪格致論言一病者

妄自加黄耆致腹紋巳隱脹滿不堪耆固補物誤
用且能為害况他藥乎雖曰耆能止汗設元氣暴
絶症主亡陽亦能為力耶丹溪又治一人無汗者
佐以葛根能令汗洩則耆又不專止汗耳故善用
耆者有汗能止無汗能發盖止汗不專一耆而病
汗亦非專衛虛也若夫白术則健中氣而益脾胃
者也東垣曰脾胃虛陳皮白术補之脾胃實黄連
枳實瀉之東垣雖以陳皮白术為補脾乃施於不

甚虛者陳皮多用尚能泄氣其虛者非參不能資益虛之甚者非佐桂附骨脂勤培土母不能復轉輸生化之常區區治子得乎參爲中和之品味甘質重膏潤不濡味甘協土質重歸腎韓飛霞云人參鍊膏服固元氣於無何有之鄉此誠深知參者矣故字從參者以其有參贊化育之妙與天地相參伍而其功不甚偉歟參少用反能停膈作脹多用有徹上徹下徹內徹外之功佐以黃耆防風肉

桂則補衛氣佐以白朮歸苓炙草則補脾胃中氣佐以附子肉桂則追復元氣佐以血藥則補血佐以氣藥則補氣故欲提下陷之陽氣以上升則當以黃耆爲君參朮爲臣納上脫之眞氣以歸源則當以人參爲君桂附爲佐一主上升一主下降病氣雖同治法則異毫釐不容混也余猶有說焉若上中焦陽氣下陷元氣尚未傷也枝葉萎而根本自堅縱治少差或亦無妨故四君補中歸脾之屬

任卽雜投隨試隨効至于元氣上脫根將離土雖
用參术而不急佐以桂附安能納氣歸宿命門乎
第參术僅只補中而命門爲元氣歸宿之地可緩
桂附乎桂附爲命門土母之劑土母者何眞火也
眞火卽元氣也元氣爲人生命之本人得氣則生
離氣則死氣離原則脫未有元氣脫而人不死者
也設若元氣甫脫尚未遽絕卽需桂附而不君以
人參豈知桂附性氣奔突愈耗眞陽也亦有憚桂

附只用參朮徒使留連不降終至于死特少延旬日耳然用桂附必君以參益性相制而功相須也甚有氣本上脫復投以黃耆升達之品益令縈膺作脹煩悶難支且曰參耆滋補爲功未到是豈藥之咎乎噫若耆若參若朮若桂附隨宜運用應緩則緩應急則急靈變從人幸勿膠柱可也

內云耆固補物誤用亦能爲害者非耆之能害人也耆有黃耆耆碩之稱與國老之甘草參朮之君子皆

爲朝堂中正人仁人主宰造化生成萬物豈有害
人之理特人誤用自致於害耳吾恐學者致疑故
復詳及

人參正誤

愚按李言聞曰孫眞人云夏月服生脉飲腎瀝湯
三劑則百病不生東垣亦言生脉飲淸暑益氣湯
乃三伏瀉火益金之聖藥而雷斆反謂發心痃久
病非矣痃乃臍旁積氣非心病也人參能養正破

堅積○豈有發痃之理○觀仲景治腹中寒氣上衝○有頭足上下痛不可觸近○嘔不能食者○用大建中湯可知矣○又海藏言人參補陽泄陰○肺寒宜用○肺熱不宜用○王節齋因而和之○謂參耆能補肺火○陰虛火動○失血諸病○多服必死○夫人參能補元陽○生陰血而瀉陰火○東垣之說明矣○仲景言亡血血虛者並加人參○又言肺寒者去人參○加乾薑○無令氣壅○東垣又言虛火可補○參耆之屬○實火可瀉○芩連之

屬乃二子不察張李之精微而謂人參補火謬哉
夫火與元氣不兩立元氣勝則邪火退人參既補
元氣而又補邪火是反復之小人矣何以與茸草
苓朮謂之四君子耶雖然二家之言不可盡廢也
惟其語有滯故守之者泥而執一遂視人參如蛇
蝎則不可也凡人面白面黃面青黧悴者皆脾肺
腎不足可用也面赤面黑者氣壯神强不可用也
脉之浮而芤濡虛大遲緩無力沉而遲濇弱細結

代無力者皆虛而不足可用也若弦長緊實滑數
有力者皆火鬱內實不可用也潔古謂喘嗽勿用
者痰實氣壅之喘也若腎虛氣短喘促者必用也
仲景謂肺寒而欬勿用者寒束熱邪壅鬱在肺之
欬也若自汗惡寒而欬者必用也丹溪言諸痛不
可驟用者乃邪氣方銳宜散不宜補也若裏虛吐
利及久病胃弱虛痛喜按者必用也節齋謂陰虛
火旺勿用者乃血虛火亢能食脉弦而數涼之則

傷胃溫之則傷肺不受補者也若自汗氣短肢寒脉虛者必用也如此詳審則人參之可用不可用思過半矣汪機曰王節齋之說本於王海藏但節齋又過於矯激東垣言虛火可補須用參耆丹溪云陰虛潮熱喘嗽吐血盜汗等症四物加人參黃栢知母又云好色之人肺腎受傷欬嗽不愈瓊玉膏主之又云肺腎虛極者獨參湯主之是知陰虛勞瘵之症未嘗不用人參也節齋私淑丹溪者也

而乃相反如此斯言一出印定後人眼目凡問此症不論病之宜用不宜用輙舉以藉口致使良工掣肘惟求免夫病家之怨病家亦以此說横之胸中耳受苦寒雖至下嘔下泄去死不遠亦不悟也

古今治癆莫過於葛可久其獨參湯保眞湯何嘗廢人參而不用耶節齋之說誠未之深思也　愚按上古人乇之粒食窠居穴處茹毛飲血迨神農氏出始嘗草別穀教民耕藝得味之正而爲五穀以

養民生又別藥良毒取性溫涼寒熱分用升降補瀉以救民疾但百藥各具偏性只宜治病若執迷久服便有偏勝偏絕之患人參稟質中和雖云補益亦惟體虛者宜之益人有陰藏陽藏之殊故陽藏受病可任涼瀉少陷參朮便增煩悶亦猶陰藏之取資薑附最憚芩連者也陽藏而陽氣本盛非芩連無以折其有餘之焰實非芩連之能滋陰也陰藏而陰寒沉痼非薑附無以消其不足之翳實

非薑附之能益陽也昔夏英公餌硫黃附子莫知紀極其妾竊盜服數粒發狂而死太原王始食天門冬寒滑之物得壽三百餘齡杜紫微亦餌冬而御妾八十壽亦踰百又神仙傳緍雲服黃連而飛蹕上昱王徽亦讚黃連有久餌輕身之功數說豈盡誣特因人而用耳今世風日偷賦禀漸漓六氣有加眞元便脫故非參朮歸芩無以挽復生機每見虛而受補者什居八九實而耐攻者什僅二三

反此則實者不妨少謬虛者未可畧差經云邪之
所湊其氣必虛未有元氣虛而復虛而命不傾者
也治虛之道舍參奚適但恐有虛而似實不知補
虛而巳極不任補斯難矣

白术

白术性溫質厚味甘平氣微香爲脾胃要藥兼補
肝腎主治百病功居八九本草歷贊其益脾補氣
療五癆七傷消痰除濕痞滿腫脹暖胃消穀風虛

淚眼積年瘡痢生津壯水安胎扶原在血主血在氣主氣不能悉闡時師每謂术性燥津渴者忌用又謂术能助氣病脹非宜又謂無故用术起嗽難療又謂有濕則用無濕勿加吁此等庸工是別有一部本草矣誤世何堪物理玄微眞難與言也戴原禮每治病脹主治參术初服覺滿未幾便愈吳鶴皐醫方攷亦以四君療鼓脹痞滿諸病此皆治本法也人以脾胃爲主脾氣健則能制水生金升

降運化津液自裕何渴之有其脹者總由脾胃虛弱不能轉輸運行精微以致飲食難消停留作滿亦有不因飲食而自生脹滿者凡嗽多屬母虛無以生金术善止嗽脾既資益肺豈反虧乃謂輕用起嗽此尤害理之甚若實嗽熱嗽雖不宜遽用安可以此而槩寒嗽虛嗽乎濕固需燥用术以健脾脾氣得健濕能停留否此非燥濕乃健脾也書云胎前主實用此安胎寧不犯實實之戒乎豈知百

病萬機皆主乎脾未有脾胃實而胎不固者人徒知麥芽神曲之善消脹滿陳皮半夏之補益脾胃此特爲療有形之積與補不甚傷之脾耳設若虛脹虛滿便當參术主治若混投以前藥之屬隱耗眞氣益覺增劇大凡病屬實何難治而所難者政虛矣劉完素曰白术除濕益燥和中補氣其用有九溫中一也去脾胃中濕二也除胃中熱三也强脾胃進飲食四也和胃生津液五也止肌熱六也

四肢困倦嗜臥目不能開不思飲食七也止渴八也安胎九也汪機曰脾惡濕濕勝則氣不得施化津何由生故曰膀胱者津液之府氣化則能出焉用白术以除其濕則氣得周流而津液自生矣陶節庵亦謂术能燥腎固氣益腎司水土虛無制便成泛濫之患水既偏勝則火益衰火元氣也土母也母衰而子反救乃制水以益火則氣自固而腎自平此四子者眞知术之玄蘊矣

甘草

別錄載甘草溫中下氣煩滿短氣傷藏欬嗽止渴通經脉利血氣解百藥毒爲九土之精安和七十二種石一千二百種草李東垣曰甘草氣薄味厚可升可降陰中陽也陽不足者補之以甘甘溫能除大熱故生用則氣平補脾胃不足而大瀉心火炙之則氣溫補三焦元氣而散表寒除邪熱去咽痛緩正氣養陰血凡心火乘脾腹中急痛腹皮急

縮者宜倍用之其性能緩急而又協和諸藥使之不爭故熱藥得之緩其熱寒藥得之緩其寒寒熱相雜者用之得其平王好古曰五味之用苦泄辛散酸收鹹歛甘上行而發而本草言甘草下氣何也蓋甘味主中有升降浮沉可上可下可外可內有和有緩有補有瀉居中之道盡矣仲景附子理中湯用甘草恐其僭上也調胃承氣湯用甘草恐其速下也皆緩之之意小柴胡湯有柴胡黃芩之

寒人參半夏之温而用甘草者則有調和之意建中湯用甘草以補中而緩脾急也鳳髓丹用甘草以緩腎急而生元氣也乃甘補之意又曰甘者令人中滿中滿者勿食甘甘緩而壅氣非中滿所宜也凡不滿而用炙甘草爲之補若中滿而用生甘草爲之瀉能引諸藥直至滿所甘味入脾歸其所喜此升降浮沉之理也經云以甘補之以甘瀉之以甘緩之是矣李瀕湖曰甘草外赤中黄色兼坤

離味濃氣薄資全土德協和群品有元老之功嘗治百邪得王道之化贊帝力而人不知歛神功而巳不與可謂藥中之良相也然中滿嘔吐酒客之病不喜其甘而大戟芫元甘遂海藻與之相反是亦優緩不可以救昏昧而君子嘗見嫉於宵人之意歟

當歸川芎

當歸川芎、諸家本草論之詳矣二物雖爲治血之

綱領亦主於氣之用者當歸氣辛味甘而性主動
補中有行行中得補雖非純補亦贊行功也川芎
氣辛味微苦而性主竄行多補少但質畧潤非燥
烈之比也葢血屬陰體屬靜靜中寓動動靜得平
庶無患耳靜太過則血滯動有餘則血溢歸芎雖
曰治血固無定主也血寒而凝者佐以薑桂血熱
而溢者君以芩芣從人參黃耆則補氣而生血同
牽牛大黃則行氣而破血同地黃白芍則養血同

丹皮香附則行血血虛而枯者主以參朮熟地阿膠益血不自生必惟陽氣之藥以爲用陽生陰長故無陽則陰無以生也產後血塊爲患者佐以失笑散則消惡露補中湯用當歸以益氣羌活湯用川芎以散寒益芎性上升宜散功多血症惟寒凝壅滯者相宜若失血血少血崩血漏諸症則須斟酌恐愈擾其爲靜之體也當歸固云益血然性溫主動亦須配合得宜仲景治手足厥寒脉細欲絕

者用當歸之苦温以助心血益歸亦心經之藥而通脉也又佐黄耆爲當歸補血湯治血虛發熱此症似白虎而不得以白虎治也一凡久病大便不通論方書固不敢妄投承氣而桃仁火麻枳殼之屬是所必需豈知桃仁味苦泄陰氣辛散陽火麻滑利傷胃枳殼大耗眞氣亦非久病所宜益由大病後水涸津枯血燥液竭以致廣腸乾澁余每治此症惟以人參當歸熟地各二三錢白术減半少

佐陳皮秦艽各數分引以大棗三四枚不一二劑遂通且復精爽此藥用參以生津白术健脾而通津況大腸主津而參术又爲手足陽明之藥陳皮亦理脾而調氣熟地補陰潤燥當歸活血濡腸秦艽氣辛宜壅大棗味甘緩急此特從氣血上作用未有病久而陰陽兩虧昧本從標可妄投火麻之屬以傷元氣而至不救者也雖曰補陰需歸但陰虛有不同若腎虛發熱咳嗽虛火爲患者惟宜六

味純甘至靜之物故經云脉小者調以甘藥而歸性温竄又非所宜雖然歸芎能行氣之滯何獨療血參耆能止血之脫又何獨益氣乎

陳皮半夏

陰陽有造化升降消長者生主長主升主造屬陽息主消主降主化屬陰陰化而陽造之陰降而陽升之至消則滅而無復長矣又降其性沉化其性緩消則其性速也化又有生生不息之機曰生化

曰化生曰化强化頑曰風化德化是皆由漸而致之此物理之最微而最彰者也陳皮理脾化氣非補脾益氣也留白爲橘皮尚能和中以白性耳緩也去白爲橘紅則專乎降氣消痰爲剝削之物矣降因滯氣升消因痰壅盛惟升則降之盛則消之降之消之有滯氣痰壅則病愛之若夫脾虧作滯脾虛生痰便當君以參朮療本恐槩用橘紅半夏二陳之屬則徒耗損眞氣故先哲以六物必用陳

者政爲新性暴烈洩眞之故耳至半夏性燥久服亦能潛消脾之眞氣必惟因濕生熱因熱生痰用之則宜亦只宜暫宜少未有脾胃健而濕熱能爲患者也柰何世之醫者每以二陳舉爲常用扶脾之品竟不分脾陰脾陽有濕無濕屬虛屬實且曰王道如此甚至陰虛勞嗽金水俱敗尚亦妄用之近歲鹾客連翔梧患前症兩名醫俱投以款冬橘紅麥冬石斛白芍之屬喘嗽倍增且兼嘔悶乃支

詞曰正要嘔嗝痰盡便速愈耳吁昧病源而投見
病之劑又矯本心之昧僞自巳之異其不殺人也
者幾希

黃連

黃連性苦燥大寒療諸熱濕熱及毒痢與胃經吐
血藏毒下血佐以他藥最爲有功然必惟患實熱
元氣胃氣未傷者用之相宜但中病即止亦未可
久服也自本草厚腸胃之言一出舉世醫者不分

虛實拘執經文混行施治豈知斯言益爲毒痢積熱薰蒸腸胃致腸垢刮削而下用連以解熱熱既消則腸胃復原而自厚所謂厚腸胃者以此若人賦禀不實雖有熱症用之則反敗胃漸耗真陽甚有火衰虛火之症而亦妄用何也故東垣曰實火可瀉芩連之屬虛火可補參耆之屬而薛立齋一部醫案記其誤殁於芩連苦寒之劑者不可勝紀雖然立齋治實火何曾廢芩連不用所貴乎立齋

以異於劉朱者爲其善甄別虛實眞假故投藥如
環而愈出愈奇耳經云陽生陰長無陽則陰無以
生又云少火生氣從未有沉陰無火之屬而能生
長萬物者自此一經喚醒當勿仍前執迷

黃芩黃連白芍龍膽黃栢知母石膏葛根滑

石柴胡梔子

凡諸經實熱宜用苦寒治之病少愈當卽止否則
恐妨胃氣用藥須察何經如黃芩梔子瀉肺火黃

連瀉心肝火龍膽瀉肝膽火白芍瀉脾火黃栢知
母瀉腎火石膏瀉胃火葛根瀉陽明火滑石利六
府之滋結瀉膀胱之實火芩連兼瀉大腸火小腸
佐木通與心腎同治柴胡專主足厥陰少陽而他
經之熱不可混用也四物湯雖曰補血而丹溪以
芍性酸寒能伐生發之氣爲產後所忌東垣又以
春夏腹痛用芍秋冬腹痛用桂皆因非實熱不得
槩投寒劑而又推之天時人事則立言獨逈時流

矣柰何丹溪以黃栢知母爲補陰之用未免遺譏
千古夫陰虛矣未有諸藏能獨盛者根本既撥枝
葉自萎理必然也切謂人身不過氣血兩端故左
腎爲精血之原爲諸陰之主右腎爲脾胃之母爲
元陽之根精血耗矣則陰爲虛陰既虛矣而陽無
附相火隨熾眞陰日涸發爲燎原假熱之症豈知
眞陽無附母氣既餒子脾何資致失轉輸之令遂
乏生化之機卽四藏亦爲之虛也故欲滋生精血

不外溫養陽氣勤培土母蕃息日昌至精盈血裕眞陰復盛而假熱虛火不撲自滅若槩投以黃栢知母之屬是陰血未生脾陽先敗假熱愈熾法窮身殆此非補陰乃賊陰也王太僕云大熱而甚寒之不寒是無水也宜用六味地黃丸壯水之主以制陽光薛立齋云總論陰陽二症雖有陰陽氣血之分實則皆因脾胃之陽氣不足所致若用黃栢知母沉陰之物反泄眞陽多致不起則凡苦寒之

屬委非陰虛所宜設使陰未虛而實熱爲患暫用之何害嗟夫丹溪一代名哲也而乃不察病本混同立論遺害生民良可慨已

玄參　天門冬　麥門冬　天花粉　知母　貝母　百部　瓜蔞仁　地骨皮　人乳　藕汁　白藥　黃藥子

前藥賦性苦寒固非苦劣之品亦只宜於燥熱實症者雖方書有云苦寒不犯胃氣愚以爲不然夫味之苦者固與脾合而性之寒者獨不與脾忤乎

且秉質膏潤善滑大腸歷觀諸家本草盛稱其媺獨瀕湖有云胃虛者禁用優劣宜忌始判然矣余見世醫治虛癆嗽痰發熱諸症亦有不敢誤投黃栢知母而二冬貝母瓜蔞玄參地骨是所不免每毋增劇脾氣頓傷轉爲火脫便溏之症豈知陰虛則諸藏俱虛幸賴天生一綫胃氣尚爾留連歲月一投以寒滑之劑祇速其死耳若其脉症俱實眞原未斵腸胃燥熱用之何妨凡治病須覘元氣虛

實胃氣衰旺切不宜循症投劑此是醫家第一大關鍵

熟地黃生地黃

生地性甘大寒涼血清熱亦惟實熱者宜之故東垣云此藥大寒宜斟酌用之恐損胃氣至虛火假熱眞陰枯涸之症則當以熟地黃爲君蓋地黃性本膏腴沉寒一經蒸晒九煉工夫火候既足寒質自消始寒滑而今轉爲溫潤始苦甘相雜而今轉

爲純甘無苦馨香醒鼻甘美動脾脾喜甘惡苦熟地則味甘者也脾喜香惡臭熟地則氣香者也脾喜燥惡濕熟地則氣燥而味甘潤者也脾喜溫惡寒熟地則性溫平而非偏寒偏熱之比者也脾喜補惡瀉熟地則奏功滋補不失中和者也擅有五德何矜九轉此物初終異用可知爐鼎變化自有妙理然製煉之要其地黃大者須蒸晒至十餘次劈開中有黑油如堅玉氣味甘香者方可用勿拘

九數也○亦不必用酒潤過方蒸○益酒經蒸晒○則成醶酢之味○不爲佳○俟臨用時○先一夜切碎如荳大○以酒潤之○次早畧蒸片晌○使兩物匀和○酒氣尚存○藥氣益香○動與胃合○易于運行○此雷斆炮製之微義○不可不留心也○今醫者從便○酒煮經日即用○大乖古法○有傷中氣○停膈爲患○豈藥之咎哉○至於市者不擇銅鐵物器○煮過待售○非惟損胃○抑且消腎○若輩只知覓利○豈顧害人○用者忌之○

麥芽穀芽山查神麯厚朴橘紅枳實青皮枳

殼薄桂烏藥大腹皮萊菔子檳榔

前藥甚消穀尅食決壅宣滯消脹導痞之功爲多

也亦必有宿積爲患元氣未虧病氣太過者用之

有効且無傷若脾氣久虛難運飲食動觸生災茫

昧誤服適足以取敗耳夫傷米食者穀芽消之傷

麵食者麥芽神曲消之傷肉食者砂仁山查消之

傷果食者青皮官桂消之上焦傷者主枳殼中下

焦傷者主枳實傷滯氣腹痛則主以厚朴爲藥大腹皮以上皆治形病有餘之實症也今之醫者不管元氣虛實不分積滯有無動以麥芽山查神麯厚朴爲健脾之物相率成習孟浪擲服暗耗眞元遺害非小豈知宿積留中傷食惡食用此而攻積宣滯致使飲食復舊謂之健脾者以此實非此諸藥之能健脾也故東垣謂厚朴有滯氣則洩滯氣無滯氣則洩元氣又云枳殼枳實有推墻倒壁之

功立齋亦言麥芽山查善消腎氣神曲下胎破血不宜輕服諸賢諄諄告誡豈應執迷不返又立齋治食積諸症亦必以四君六君為主而佐以麴麥查朴攻克之物庶補瀉兼行方於脾土無虧亦即潔古老人創制枳术丸之微意耳大都痞滿腫脹病症屬實者則宜援以前藥若虛滿虛脹非參术歸苓直補脾原無能奏效是又內經所云塞因塞用者也

香附

香附雖爲快氣宣鬱之聖藥婦人所必需但味苦氣辛苦主泄辛主散而一切陰陽氣血虛弱者忌之若脾氣虛弱作痞虛寒生脹宜用四君六君或加薑桂治之中氣旣健痞脹自消此治本法也設使誤用香附耗泄眞氣愈增脹滿耳甚有陰虛中敗火升作喘而亦妄用之秖速其死也丹溪亦謂此藥性燥

牛膝

牛膝乃足厥陰經之藥○諸家本草、歷稱其補肝腎壯筋骨益氣力之功○但賦性苦潤○專泄而不專收○力優于破瘀血○下生胎○消惡毒○利水通淋○在治實症者宜之○若云補○愚以爲不然也○夫所謂壯筋骨益氣力者○葢由風毒犯足○濕熱傷下○病從外得○因而痿軟○用此拔毒導濕○則筋骨復常○若肝血虛腎○精竭而筋骨自痿○此病從內傷○即勤峻補○猶嫌不

足豈可用牛膝而益虛其虛乎雖瀕湖有云大都熟用則補肝腎生用則破滯血此語亦未見妥唯丹溪產後忌之義可見矣

威靈仙

威靈仙性踈利方家盛稱其善療諸風𤼵瘻宣毒功能不可盡闡愚亦以爲大謬也若病非實症從外得者不可輕餌也故本草綱目有云此物能踈人眞氣稍涉虛者宜禁之意可知矣大凡一藥具

補瀉兩性只宜于實不宜于虚只宜暫用不宜久服人知其瀉之有功而不知其補之無能殊脉扶羸之理益彰通治之害

松梅丸

松香久煉以苦濇味盡入熟地烏梅爲延年聖藥余曾用之果亦有功但内烏梅本草謂久服能蝕脾胃似非純補之物易以石棗或五味則全璧耳曩水西林旗峰太守公服之壽踰百後子孫脩餌

不絕咸躋期頤膾炙人口久矣愚以爲不盡然也三山閱閥高第以世德承家稱水西林公之門爲最惟其積善自膺天眷恐非爐鼎可致修齡夫豈無涼行之子勤餌仙劑而仍促算乎若自其變者言之至夭罔壽躋此又理數之不可曉也

赤苓　猪苓　澤瀉　木通

前藥利水宣濕稱有功亦惟手足太陽二經病積熱壅滯經絡或兼痰濕水邪用之相宜若眞藏爲

患精血已虧神力日耗虛火燎原假熱混眞者縱恣純補尚嫌不濟倘加滲利愈竭眞陰矣按本草有謂久服澤瀉令人目盲有謂苓不水澄而令眼障有謂苓瀉兼用而令眞水暴竭即立斃亦極言澤瀉久服導損眞陰令人無子雖先生固常用八味六味亦必斟酌于多寡之間每見圓機絕識之士不泥古人之方亦未始不用古人之方之意也

甘遂大戟巴荳牽牛芫花葶歷阿魏商陸薑

黃鬱金

之數藥者稟性毒烈敷功峻悍諸家每矜其能奏効俄頃又云必惟大積大聚用之相宜嗟乎此說悞世不小若積與聚何以大稱夫人元氣壯盛脾氣得運飲食入胃隨納隨化何有停留作祟乎及其漸衰也脾失轉輸物入爲患傷于五藏則有伏梁息賁痞滿肥氣奔豚之積妨于七情則有虛腫實脹噎鬲反胃癥瘕之病故元氣微虛則積爲微

積元氣大虛則積爲大積是積聚之大小由乎氣虛之微甚也治法斷須養正緩圖則可全生毋有輕用前藥而速其死者比比也雖舟車丸羅破飲萬應丸諸方固宜于西北形氣壯實之人愚以爲形氣既云壯實何以有此病恙況風氣日漓賦禀漸薄恐今之西北非昔之西北也亦須斟酌耳試舉一二以證其謬歲甲申冬里人曾雲宇繼室年踰四旬素欝怒婺居十載神思爲病忽一日因行

經暴怒血上溢兼致鼓脹初延一老醫投散氣藥不瘥且漸篤再延余治余曰此乃藏病得之數年今始顯發丹溪鼓脹論可鑒也脉巳洪短與病相逆矣須峻補脾原功以漸致不半載不瘥議用六君加姜桂倍入參术彼懼增脹亦不敢服因改投金匱腎氣丸服一月血逆巳止脹雖如故未見增劇爲藥力未到須寧耐耳不信別請一醫恃有神丹謂旦夕可愈果投一藥下咽半晌而即脹消便

泄。進食。靜睡。精神快爽。舉家欽以爲神。願擲百金奉壽。而尤刺余之迂緩。尠識也。及察前劑。乃阿魏薑黄茸遂葶藶穿山甲牽牛玄胡之屬。過數日。症仍作。仍投前藥。亦仍隨手而愈。獨氣困怠耳。不三朝。夕喘滿不堪。再投而漫不應。日甚一日。未及旬而歿。又余從舅曾六海長子。亦因素鬱患前症。余曰。此病治本稱難。但廣費珍藥。又非舌耕清儒所能辦。當奈何。未幾。有進以草藥者。彼悅捷法。信而

服之飯許大號數聲而夗嗚呼病從何生藥從何治如此盲妄矜功頃刻殺人轉盻誰之咎也

海藻海帶昆布

此數藥者賦性鹹寒功能宣利本草極贊其消瘦散結瘰諸水腫脹之病愚以爲必惟形氣與病氣俱實者用之得宜設若稍虛未有不反增劇也大都前症多主肝脾兩經虧損之故惟能明于陰陽水火之微洞察化源資取之義斯可以語治道矣

枇杷葉石斛草扁薏苡沙參芡實蓮鬚燈心

草木通浮小麥麻黃根

此數藥者禀質薄劣取味淡平具有虛聲渺無實能魚魚鹿鹿無濟緩急豈國老之茸草黃耆之綿耆君子之參苓所能彷彿萬一然只可與共笑談不可與同患難也今之醫者取其平淡無毒謂能持王道者大要莫外此類吁所協理諸病何病乎果可以迂緩闒茸之流與商治策乎予請逐節而

詳言之枇杷葉固云治嗽矣豈知人之陽常有餘陰常不足金水二藏必保養之始能相生病則俱病經云諸逆衝上皆屬于火原病式曰五志色欲之動皆屬相火火水衰而火無所制得以衝逆于上其水莫能救母之鬼賊鬼賊愈盛而受尅愈虧矣論治法以苦寒瀉火則土藏不堪以辛温補母而子金無濟必惟益水滋腎以膏潤純茸之品得水少充則火便少熄火熄金復仍爾相生矣而輕飄

之枇杷葉徒治肺之標得乎石斛草固云清肺健脾益腎矣此物果兼溫涼兩性乎夫肺待清必屬熱脾資健必本弱今母虛反爲瀉子子實而又補母何相混也大凡氣之厚者主陽味之厚者主陰以輕虛之質嚼蠟之味謂能補腎得乎扁荳不過蔬饌中一物謂曰無傷脾胃可也乃云能益脾和胃抑何迂濶薏苡亦諸穀中一側穀耳昔伏波載歸以舟亦必經年久服或少見效而取以爲方藥

治病得乎沙參本草謂能補肺之陰人參益肺之陽試思肺之陰何由而虛乎病自有本金水相生肺之陰即腎之陰也滋苗者必固其根豈平淡升浮之沙參果可益陰乎而易老取以代人參殊不知體質既殊功能亦異安能代也惟葛稚川謂沙參主療卒得諸疝小腹及陰中相引痛如絞蠚疝及小腹引痛乃厥陰爲患沙參金藏藥也得相制耳予每用此與升麻以療疝症往往奇中愈信葛

言不誣若夫芡實蓮鬚濆果可止遺固精乎汪石山曰經云腎屬水受五藏六府之精而藏之又曰主蟄封藏之本腎之處也又曰陰陽之要陽密乃固故陽强不能密陰氣乃絕陰平陽秘精神乃治陰陽離决精神乃絕又曰陰陽總宗筋之會會于氣衝靈樞曰厥氣客於陰器則夢接內蓋陰器者宗筋之所聚也而足太陰陽明少陰厥陰之筋皆結聚于陰器與衝任督三脉之所會然厥陰主筋故

諸筋皆通於厥陰腎爲陰主藏精肝爲陽主疎洩陰器乃洩精之竅故腎之陰虛則精不藏肝之陽强則氣不固若陰客於其竅與所强之陽相感則精脫出而成夢陽强者非藏眞之陽强乃肝藏所寄之相火强耳第病多端亦有不專在肝腎而在心肺脾胃之虛火反凌水土不制水金不勝木者然必傳於腎肝而致精之失也有自然相傳之理焉治法從肝腎本藏而得者獨治本藏從他藏得

者則以他藏爲主肝腎爲標由陰陽離決水火不濟者則因而和之陽虛補氣陰虛補血陽強者瀉火陰實者益火本藏多主有餘他藏或兼不足有正治反治從多從少之異何世醫不辨陰陽水火或淸之澁之溫之熱之非使眞水耗竭則令眞陽痿敗骨立脂枯神消氣陷不可復救矣前藥豈能奏效萬一哉燈草木通雖曰甘淡滲竅第病邪不一而傳於膀胱成淋者病自有本若以前藥之屬

利胞之熱未全善也。夫淋雖由熱生濕。濕生則水液渾濁。凝結爲患。又有服金丹入房。致敗精流於竅。中及飲食失宜。七情過度。虛實不調。藏氣不和。致腎虛而膀胱受熱。又有肺痿而上源失通調之令。有液枯而水道乾澁不潤。又有膏石血氣沙勞冷七種之別。又有小腸移熱而應於心者。又有瘀積而滲入胞者。又有小便不通。與溺數而短。及溺血溲血淋血。或失氣化之常。或病脾而九竅不通。

仲景亦謂胃氣行則小便宣通而淋亦有因脾虛如太陰初作之氣病中熱脹而成者大抵病固多端不外虛實寒熱遡其源而治之斯中病情矣如浮小麥麻黃根氣味索然果可以療汗脫之重症乎即有他藥佐使亦屬贅麗耳夫人陰陽相維營衛運行無失常度血氣得灌溉護衛之用汗爲心之液主於氣陽密乃固則氣不外洩衛氣虛爲自汗陰氣虛爲盜汗傷寒盜汗責在膽熱初症傷風

而汗有傷濕傷暑勞役柔痓而汗者有陽虛冷汗者雖有陰陽寒熱之殊究竟皆元氣之脫越或虛憊不升耳當從此根蒂處察虛實治之倘未得其竅卽參耆术苓亦難爲用矧茲二物乎

香薷

香薷氣香味辛諸家咸稱爲治暑要藥但暑有不同而方法亦隨異設若乘涼飲冷致陽氣爲陰寒所遏遂病頭痛發熱惡寒口燥或霍亂而成吐瀉

固宜用此以升散風寒消水和脾古方亦有用大順散者葢暑月之用香薷亦猶三冬之用麻黃若氣虛則不宜輕用也其有起居失宜飲食失節勞役斵喪之人中暑大汗燥渴喘促脉見芤虛或遲細或吐或瀉乃勞倦內傷不足之症須清暑益氣湯或人參白虎湯去石膏及苦寒之味而主以益氣清火之品則善矣又有傷暑而兼夾陰尤須舍時從症倘此而槩投香薷耗泄眞陽必變而爲惕

瞯亡陽之禍殊犯虛虛之戒若形氣俱實而傷暑者投以瓜水之屬無不愈也今人暑月不拘有無傷暑煎此代茶豈知氣香主竄味辛主散元氣虛者反以招暑取中亦如久飲川芎而得暴亡之害者也又有謂香薷善治諸水葢水多主藏虛惟形氣未羸病在經脈者深師薷朮丸用之可效但不得一例視也唯能明于氣化之義者斯可與語治水之方矣試思氣化之義云何

桃葉

許學士本事方云傷寒病醫者須顧表裏循次第昔范雲爲梁武帝屬官得時疫熱疾召徐文伯診之是時武帝有九錫之命期在旦夕雲恐不預求速愈文伯曰此甚易但恐二年後不起雲曰朝聞道夕死可矣況二年乎文伯乃以火煆地布桃栢葉於上令雲臥之少頃汗出粉之翼日遂愈後二年雲果卒取汗先期尚能促壽況不顧表裏時日

便欲速愈乎夫挑葉發汗亦良法也尚有此戒可不慎歟愚按傷寒論、汗吐下三法未始不善雖曰西北形氣病氣俱實者用之相宜但今亦須斟酌耳設若東南風氣巽弱稟賦不實者雖有可汗可吐可下之症宜從清解超繩墨規矩之外而獲不汗不吐不下之妙且以完其氤氳清純之元氣不至淚劑潛促天年保全綦大矣而人多不知也經曰、邪氣盛則實精氣奪則虛大凡病之實者皆氣之虛也知治其實昧救其虛則虛者益虛致實者益實病斯殆矣故經曰不能治其虛安問其餘夫汗固以解表邪而表邪未甚輕汗之衛氣不幾虧歟吐固以宣中積而中積未滿輕吐之胃氣不幾虧歟下固以洩裏實而裏實未堅妄下之營氣不幾虧歟虧衛氣胃氣營氣便虧元氣矣元氣一傷老者絕少者不復矣然不特此也每見時師不拘何病槩以麥芽山查神曲橘紅半夏爲健脾之物

以青皮枳殼枳實厚朴檳榔香附爲調氣之物乃曰脾得健則食進氣獲調則病瘥夫此輩之所謂健脾者政敗脾也所謂調氣者乃損氣也粗工既惜費而售賤藥愚人喜便宜而丼隱戮其失等耳此人亦多不知也予因嘆范雲之殉虛榮而喪實命若過赤松釣臺不識當作何如想乎

天麻

天麻氣微辛味丼平質堅潤而沉療諸風主足厥

陰經而本經謂能益氣力長陰肥健大明子亦云、
補五勞七傷助陽氣鄧才雜興方取爲益氣固精
要藥羅天益曰眼黑頭眩風虛內作非天麻不能
治據此則天麻何嘗治風尚爲足少陰腎經滋補
之劑味此風虛內作四字可知本虧致病補助力
優豈羗活防風獨活荆芥諸辛燥傷陰之物所能
比擬焉一哉余每用以療產後諸虛劇症及遺精
失血與挾虛傷寒頭痛往往奏奇世人柰何僅以

風藥目之是未悉乎天地造化萬物得氣之粹者之蘊矣

何首烏

何首烏一名夜交藤一名九眞藤一名地精性味淳和功能靈異眞仙草也余夙服有驗敢悉精微與世同好焉　按唐李翺傳云何首烏者順州南河縣人祖名能嗣子名延秀能嗣本名田兒生而閹弱年五十八無妻子常慕道術隨師在山一日

醉臥山野忽見有藤二株相去三尺餘苗蔓相交
久而方解解而又交田兒驚訝其異至旦遂掘其
根歸問諸人無識者後有山老忽來示之曰子既
無嗣其藤乃異此是神仙之藥何不服之遂杵爲
末空心酒服一錢七日而思人道數月似强健因
此常服至二錢經年舊疾皆痊髮烏容少十年之
内即生數男乃改名能嗣又與其子延秀服皆壽
百六十歲髮猶黑有李安期者、與能嗣鄉里親善竊得方服其壽亦長遂敘其事傳之云何首烏味苷性温無毒伏苓為使治五痔腰膝之病冷氣心痛積年癆瘦痰癖風虚敗劣長筋力益精髓壯氣駐顏黑髮延年婦人惡血痿黃產後諸疾赤白帶下毒氣入腹久痢不止其功不可盡述又云其根形大如拳連珠其有形如鳥獸山岳之狀者珍也掘得去皮生嚼得味苷甜可休糧讚曰神效勝道著在仙書雌雄相交夜合晝疏服之去穀日居月

諸反老還童變安病軀有緣者遇最爾自如　明
州刺史李遠云何首烏者世之眞仙草也五十年
者如拳大號山奴服之一年髮髭青黑一百年者
如碗大號山哥服之一年顏色紅悅一百五十年
者如盆大號山伯服之一年齒落更生二百年者
如斗栲栳大號山翁服之一年顏如童子行及奔
馬三百年者如三斗栲栳大號山精純陽之體久
服成地仙也　李瀕湖曰何首烏足厥陰少陰藥

也。白者入氣分。赤者入血分。腎主閉藏。肝主疏洩。此物氣溫。味苦濇。苦補腎。溫補肝。能收斂精氣。所以能養血益肝。固精益腎。強筋骨。烏髭髮。爲滋補良藥。不寒不燥。功在地黃、天門冬、諸藥之上。氣血泰和。則風虛癰疽瘰癧諸疾可愈矣。嘉靖初。邵應節眞人以七寶美髯丹方藥進。世宗服餌有効。連生皇嗣。於是何首烏之方天下大行矣。宋懷州知州李治與一武臣同官。怪其年七十餘而輕健。面如渥丹能飲食叩其術則服何首烏丸也乃傳其方後治得盛暑中半體無汗已二年竊自憂之造丸服至年餘汗遂浹體其活血治風之功大有補益　七寶美髯丹主烏鬚髮壯筋骨固精氣續嗣延年其方用赤白何首烏各一斤如法製煉入赤白伏苓各一斤牛膝枸杞當歸兎絲子各八兩補骨脂四兩以蜜煉丸晨夕吞服爲滋益上藥功能不可闡述此古成方也大都人有陰藏陽藏之不

同其屬陰藏者宜與此丸爲有骨脂温暖眞陽也若陽藏而藏府燥熱素耐寒凉者則當去骨脂減當歸加熟地黄十兩酒蒸知母二兩可令水火兩平而免偏勝之患愚意又以赤苓性屬滲泄須禁之庶久餌而無隱耗之弊得全全善矣及遍閱方書亦有單服者各隨方法大要莫外此藥爲君也

憶余髫齡十四通精施泄無禁關門虛滑每少勞則病夢遺及歲十七從娶親後尤覺神氣不支虛

熖侵膚○時或盜汗○皆少年不慎○眞藏爲患也○余伯父心宇封君素○以儒醫擅名○大較主治泥成法○無外金鎖丹固精丸蓮鬚牡蠣金櫻鰾膠之屬○時雖少止○暫輟仍○復沉痾○數載幾無○人理至二十二歲○抵楚○慈陽幸逢胡慎庵○先生治法獨異常流○令服參耆歸苓熟地升麻石棗阿膠知母麥冬等藥○又以何首烏爲君○伏苓五味沙苑蒺藜蓯蓉仙茅當歸諸品爲丸○晨昏服丸○午際啜湯○甫兩旬前症減

半越三月得全愈自是勤服不輟蒲栁柔資禁受
風霜益信前哲非誣語也與世之造淫丹暗鑠眞
陰漸促天年者則大不侔矣特怪世人進鋭退速
不勤久餌隳功半途咎藥迂緩遂使完眞善術絕
響無聞耳　抱朴子云上黨趙瞿病癩歷年垂死
其家棄之送置山穴瞿怨泣經月有仙人見而哀
之以一囊藥與之瞿服百餘日其瘡都愈顏色豊
悅肌膚玉澤仙人再過之瞿謝活命之恩乞求其

方仙人曰此此是松脂山中便多此藥汝鍊服之可以長生不死瞿乃歸家長服身體輕薄氣力百倍登危陟嶮終日不困年百餘歲齒不墜髮不白夜卧忽見屋間有光大如鏡久而一室盡明如晝又見面上有采女一人戲于口鼻之間後入抱犢山成地仙于時人聞瞿服此脂皆競服之車運驢負積之盈室不過一月未覺大益皆輒止焉志之不堅如此松脂即松梅九之君藥也

附子肉桂

附子生用則性奔竄而有毒熟用則質溫潤而無毒其大重一兩三四錢以上團坐平頂旁無多角者方稱附子性主沉補命門眞火其小僅一兩以下者或挺尖或歪側或兩臍或多角皆爲川烏性主驅風逐寒走散經絡而非熱附子溫補之比也若附子制以薑汁與乾薑生薑同用則爲薑附湯主治足三陰驅散上下表裏經絡藏府之客寒爲

要藥其療眞陽虛脫則當用童便制者君以人參
其薑汁制者不可混用也盆薑桂附子同爲大熱
茀薑性兼辛主發散而桂味甘而辛可升可降若
熟附則質重性沉主下行所以不同也若陽脫而
誤用薑令陽愈脫矣何以言之立齋曰先兄體貌
豐偉唾痰甚多脉洪有力殊不耐勞遇風頭暈欲
仆口舌欲裂或至赤爛誤食薑蒜少許口瘡益甚
服八味丸及補中益氣湯加附子錢許卽愈停藥

月餘諸症仍作此命門虛火不歸元也據此則薑附雖均稱熱藥何可混施乎虞搏曰附子禀雄壯之質有斬關奪門之功能引補氣藥行十二經以追復散失之元陽引補血藥入血分以滋養不足之眞陰引發散藥開腠理以驅逐在表之風寒引温煖藥達下焦以袪除在裏之冷濕吳綬曰附子乃陰症要藥凡傷寒傳變三陰及中寒夾陰雖身大熱而脉沉者必用之或厥冷腹痛脉沉細甚則

唇青囊縮者急須用之有退陰回陽之力起死回生之功近世陰症傷寒往往疑似不敢用附子直待陰極陽竭而後用之已遲矣且夾陰傷寒內外皆陰而陽氣頓衰必須急用人參健脉以益其原佐以附子温經散寒舍此不用將何以救之王氏寃原方云凡用桂附藥並宜冷服者熱因寒用也蓋陰寒在下虛陽上浮治之以寒則陰氣益甚而病增治之以熱則拒格而不納熱藥冷飲下嗌之

後冷體既消熱性便發而病氣隨愈不違其情而致大益此反治之道也昔仲景治寒疝內結用蜜煎烏頭近效方治喉痺用蜜煎附子含之嚥汁丹溪治疝氣用烏頭梔子並熱因寒用也東垣治馮翰林姪陰盛格陽傷寒目赤煩渴引飲脉來七八至但按之則散用薑附湯加人參投半斤服之得汗而愈此神聖之妙也攻昔荆府都昌王體瘦而冷無他病日以附子煎湯飲兼嚼硫黃如此數歲

蘄州衛張百戶平生服鹿茸附子藥至八十餘康健倍常宋張杲醫說載趙知府耽酒色每日煎乾薑熟附湯吞硫黃金液丹百粒乃能健啖否則倦弱不支壽至九十他人服一粒卽爲害此數人者皆其藏府賦禀之偏服之有益無害不可以常理論也愚以爲此藥唯陰藏者宜之若陽藏而誤用受禍極速也凡用桂附須君以人參少佐甘草或大棗則無毒仲景八味丸亦爲陰火不足者設故

陽盛假寒不宜妄用也　桂性甘辛大熱能宣導百藥通血脉有汗能止無汗能出桂枝主上行而散肉桂主下行而補驅風理寒定煩解渴與附子同補命門眞火專益脾胃之母亦善利水通淋止虛脫破瘀血功能不可盡闡又治喉痺失音陽虛失血內托癰疽痘瘡九種心痛脇疼痎瘧奔豚疝氣利肺抑肝冷痰霍亂喘脹諸症李瀕湖曰、麻黃遍徹皮毛故專于發汗而散寒邪肺主皮毛辛走肺也桂枝透達營衛故能解肌而風邪除脾主營肺主衛甘走脾辛走肺也肉桂下行益火之源此東垣所謂腎苦燥急食辛以潤之開腠理致精液通其氣者也又醫餘錄云有人患赤眼腫痛脾虛不能飲食肝脉愈盛但于温平藥中倍加肉桂殺肝而益脾故一治兩得經云木得桂而枯是也是桂又通治寒熱虛實內外上下而配合得宜隨試隨效者也竊謂桂附乃斬關奪門之將非良師莫

敢輕用然立齋每用此以救眞火不足及虛陽假熱之病疊奏殊効非時師所能方物也葢立齋治法則歸本命門者也東垣則專主脾胃者也河澗丹溪則專主相火濕熱者也子和則專主攻擊者也節齋隱君則專主攻痰瀉火者也仲景則專主外感者也法有偏擅醫當全識若療命門則用立齋治脾胃則用東垣清濕熱則用劉朱習攻擊則用子和蠲實痰則用二王至傷寒雖宗長沙而三

陰主治參术歸附率多救裏則又不專於外感也若用諸子而不爲諸子所用機權在我法從人施一人而兼衆人之用衆人而資一人之識斯得矣

至立齋先生則又集諸家之大成發前人所未發開將來之聾瞶者也柰何時師視桂附如蛇蠍應用不用卒至悞人于死蓋亦因丹溪謂附子無人表其害人之禍故致有泥成說而坐失機宜者雖然使用非所當卽參耆亦能爲害何獨桂附乎醫

學綱目有云黃耆能助三焦之火人參能補諸經之陽白朮能長五藏之氣此三者皆上藥是在人體悟而無失其氣宜可也余因續之曰桂附能救陰陽之脫

麻黃

麻黃性辛熱主散善發汗唯三冬正傷寒太陽症脉浮緊者宜之與夫三拗湯之治哮喘實症暫用無妨若餘月而脉非浮緊不免致班黃之患甚有

眞陽外脫純熱無汗誤投必死

山漆

山漆近代出自粵西南丹諸處唯治軍中金瘡及婦人血崩不止與男子暴吐失血而眞元未虧者用之極有神效奏功頃刻若虛勞失血陰陽損竭便當尋源治本噓血歸經誤用此藥燥刦止塞反滋禍害也特舉一二言之丙子秋余蜀歸見猶子婦乃陳曲江公女也虛損吐血醫用此藥未及月

而發又余案內所開社友鄭去華季郎與庠生陳
子貞皆以心腎虧損吐血亦用此藥致經旬腸結
而死可不戒歟

金銀鉛汞珍珠琥珀龍骨金星礞石陽起石
丹砂石脂牡蠣滑石石膏雄黃輕粉消石白
礬石英玄明粉

一切金石性屬剽悍病者元氣未損腸胃壯實依
本草主治暫用無妨若腸胃柔弱血液枯燥用之

亦反滋患也每見一二妄醫輒療貴人病急卒用珍珠琥珀檀稱至寶往往遺患非小

牛黃麝香氷片檀香安息皂角

此數藥唯治初症風痰停膈昏迷不醒及惡氣暴染者宜之若藏氣虛者用之頓泄真陽陽散便死矣凡治病察新久虛實極是緊要

沉香乳香木香畢撥莎仁白荳蔻草荳蔻畢

澄伽大小茴香益智川椒沒藥血竭丁香檀

香零陵香胡蘆巴蛇床子良薑茸松辛夷胡

椒蘇合丸

以上皆辛燥香辣踈洩之物。益辛主散。香性燥。唯脾胃兩經寒。濕凝滯致飲食不進。或飽悶不通者。宜之。若眞藏氣衰而成虛脹虛痞諸病。則當以參朮桂附骨脂肉蔻溫補右腎之眞陽。勤培母氣。庶克有濟。其前諸藥便非所宜矣。立齋曰。都憲孟有涯。氣短痰暈。服辛香之劑。痰盛遺尿。兩尺浮大。按

之如無余以爲腎虛不能納氣歸源香燥致甚耳
用八味丸料三劑而愈大凡治脾治腎而母子標
本懸殊不可不詳別也至胡蘆巴蛇床子雖爲腎
藥亦是燥辣偏性恐涸眞水助熖虛陽須禁之唐
玄宗每用此與遠志雀蛋諸藥煉爲驛馬丸縱慾
宮庭荒淫敗德卒至播遷宗社幾滅人君且如此
則凡有身家者可不儆歟

羌活獨活防風荆芥白附石南紫蘇防巳川

烏白芷藁本蔓荊茸菊細辛薄荷蟬脫馬兜
鈴殭蠶全蠍白附桂枝生薑葱白藿香撫芎
秦艽牛蒡子蒼朮前胡茸松艾葉
以上益消風散寒蠲痺除濕之奢劑也患此數症
者當依本草六經主治病可愈亦只從陽經屬經
者則宜若夫真藏中風陰經中寒骨痿如痺陽衰
陰勝水邪似濕者誤用之既已竭其營而復泄其
衛真氣隨亡不死何待故凡病久者葱白生薑亦

所忌用至辛散耗劑。益不敢輕投矣。

補骨脂　俗訛為破故紙

本草稱治五勞七傷。風虛冷痛。骨髓傷敗。腎冷精流。及婦人血氣墮胎。興陽事。明耳目。瀕湖曰。治腎泄。通命門。煖丹田。斂精神。按白飛霞方外奇方云。補骨脂屬火。收斂精神。使心包之火與命門之火相通。故元陽堅固。骨髓充實。濇以治脫也。胡桃屬木。潤燥養血。血屬陰。惡燥。故油以潤之。佐骨脂有

木火相生之妙許學士云孫眞人言補腎不若補
脾予曰補脾不若補腎腎氣虛弱則陽氣衰劣不
能薰蒸脾胃脾胃氣寒令人胸膈痞塞不進飲食
遲于運化或腹脇虛脹或嘔吐痰延或腸鳴泄瀉
譬如鼎釜中之物無火力終日不熟何能消化濟
生二神丸治脾胃虛寒泄瀉用補骨脂補腎肉荳
蔻補脾二藥雖兼補但無斡旋往往常加木香以
順其氣使之斡旋空虛倉廩倉廩空虛則受物矣

屢用見效不可不知昔唐太尉張壽知廣州服此得効有詩云三年時節向邊隅人信方知藥力殊奪得春光來在手青娥休笑白髭鬚愚以爲此亦惟稟陰藏而命火不充下元虛冷一切症屬沉寒者宜之若陽藏而腸胃燥熱者則反爲害耳是在人之有宜有不宜若以爲燥毒則謬論也予毎用此與參附治元氣上脫脉浮沉無力者不拘陰陽屢驗可知其爲納氣歸源溫補眞陽之善藥也本

草綱目云氣味辛大温無毒惡茸草忌芸薹及諸血得胡桃胡桃胡蘇艮故語云補骨脂之無胡桃猶水母之無鰕也

肉荳蔻

肉荳蔻温中消食止洩治積心腹冷痛霍亂嘔吐解醒下氣赤白虛痢爲煖脾胃固大腸之要藥蓋脾喜煖惡寒喜香惡臭故肉蔻之温香能治一切前症寇宗奭曰亦善下氣多服則洩氣得中則和

平其氣朱丹溪曰、屬金與土。溫中補脾。日華子稱

其下氣以脾得補而善運。化氣自下也。非若陳皮

香附之駃。洩寇氏不詳其實。遂以爲不可多服也。

誤矣。

大黃

大黃性苦寒無毒。一名將軍。一名火參。東垣曰、推

陳致新。如戡定禍亂。以致太平。故有將軍之號。主

平胃下氣。逐瘀血。破癥瘕積聚留飲。去痰實瀉諸

實熱不通除三焦濕熱心下痞滿下痢赤白裏急腹痛小便淋瀝譫語黃疸火瘡諸症此藥乃足太陰手足陽明手足厥陰五經血分之藥若在氣分者用之是謂誅伐無過矣蘇頌曰古人用毒藥攻病必隨人之虛實寒熱而處置非一切輕用也梁武帝因發熱欲服大黃姚僧坦曰大黃乃是快藥至尊年高不可輕用帝弗從幾至委頓梁元帝常有心腹疾諸醫咸謂宜用平藥可漸宣通僧坦曰

脉洪而實此有宿妨非用大黄無瘥理帝從之遂愈以此言之今醫用一毒藥而攻衆病其偶中者便謂此方神奇其差誤則不言用藥之失可不戒哉薛氏醫案云判官汪天錫年六十餘患痢腹痛後重熱渴引飲飲食不進用芍藥湯内加大黄一兩四劑稍應仍用前藥大黄減半數劑而愈此等元氣百僅一二夫立齋治病固專主溫補第藥隨病施抑何曾廢攻伐不用乎葛可久武勇絶倫因

挖百石大弓病丙傷治用大黃八兩其子憚其峻厲陰減半病不盡蠲可久曲詢始知其故曰吾明年當死矣至期果歿此又病有輕重不得以毒藥衰其大半而論也崇禎戊寅歲余客汴梁爲一郡王治宮人產後發呃症因言及其先生壯齡時患瘧痢翻胃偏治不瘥自料無生理一草醫亦精于豚者連投五劑用大黃七兩始能食再投十餘劑計大黃斤許前症漸愈後日服滚痰丸兩旬方得

全痊越年餘連舉五嗣壽至九十三而薨如此賦稟是亦東南所不概見者甲申夏余表侄鍾仲章因爲其先人營葬暑月汗洩勞力冒寒一醫投解表藥內加大黃一錢未終劑而神思困頓嘔逆不堪再延茅復陽投對症藥未嘗不善第胃氣已傷亦不見愈余以補中益氣湯加減數服漸愈稍勞便復淹延三月方痊竊觀仲景傷寒承氣方旨必惟三陰裏症燥滿實堅全具者始可用柰何三陽

表症而遽混投之寧不犯陰盛陽虛汗之則愈下之則死之戒乎又况爲勞力傷寒耶大凡藥禀偏寒偏熱而非中和上品者尤須經心酌用非可造意輕率也

常山

愚按諸家本草皆稱常山苦寒有毒爲截瘧要藥但此最敗眞氣瘧邪未解遽用止截雖頓愈一時轉息復發或變生他症腫脹爲患往往大命殞之

目擊多矣○然必惟元氣壯實○山野頑夫○或可暫用也○汪石山曰、本草于知母草果烏梅穿山甲皆言治瘧○然知母性寒入治足陽明獨盛之火○使其退就太陽也○草果性溫燥○治足太陰獨盛之寒○使其退就陽明也○二味合和○則無陰陽交作之變○故為君藥○常山主寒熱瘧吐胸中痰結○故用為臣○甘草和諸藥○烏梅去痰○檳榔除痰癖○破滯氣○故用為佐○川山甲以其穿山而居○遇水而入○則是出陰入陽○

穿其經絡于榮分以破暑結之邪故用爲使若脾
胃鬱伏痰涎用之必効苟或無痰只是暑結榮分
獨應足太陰血分熱者當發唇瘡此方無効丹溪
曰常山性暴悍善驅逐能傷眞氣病人稍近虛怯
不可用也張通一曰余閱瘧門方劑多不分表裏
先後俱用芩連知母及大黄石膏之類夫以表邪
不解而得此寒涼則寒邪愈陷或任用常山草果
及刼截峻厲等劑若正爲邪傷而受此剋伐則元

氣愈虛故多致綿延不已輕者變重重者至危是皆不得其本耳得則易如反掌在察所由而已愚以爲治瘧之法當操其要無越新久虛實標本六者而已若新病標多元氣實者即用仲景法察晝夜遲速治之劉宗厚云從卯至午發者宜大柴湯下之從午至酉發者宜大承氣湯下之從酉至子或至寅發者宜桃仁承氣湯下之更以小柴胡湯徹其餘邪其脈實長者先以大柴胡下之餘熱不

盡再用白芷湯或甚寒微熱或但寒不熱名曰牝
瘧用柴胡桂枝以解表凡此皆治實之道也若病
久而標少元氣虛者或間日一發則用補中湯氣
血俱虛三四日一發者此入裏之深也用十全大
補湯或因飲食所傷則以六君爲主或勞傷中氣
亦以補中爲主至其日久不愈只用人參一二兩
生姜減半煎濃湯于將發之先一二時不數劑頓
止亦有病久而標尚在元氣未虛者又須攻補兼

施又有新病暴虛急宜救本不得以病邪正熾難
用峻補而論也大意有汗要無汗以扶正爲主腠
理開泄陽不能固必補歛之無汗要有汗以散邪
爲主腠理密緻邪不能解必發散之雖曰有汗宜
補亦當兼散無汗宜散亦當兼補葢邪氣盛則實
不可不攻精氣奪則虛不可不補也故在陽分者
淺而易治在陰分者深則難治在春夏易在秋冬
難在上體易在下體難在少壯易在衰老難至婦

人在胎前產後尤難其治也務必由陰而陽由晏
及早由下及上或寒多熱少或隔日轉成一日一
發此由藏及府也汗必由頂至足爲易愈立齋云、
凡病大熱燥渴以薑湯乘熱飲之此亦截瘧之良
法也每見發時飲啖生冷物者病或少愈多致脾
虛胃損往往不治又云、余常以參术各一兩生薑
四兩煨熟煎服即止或以大劑補中益氣湯加煨
薑尤効生薑一味亦効吁此法極妥何必別尋妥

劑至清脾截瘧二飲斷不宜輕服益養正則邪自除可徵速效而喪生乎　又有如瘧之症夫眞瘧病在風寒暑濕之感而如瘧則爲藏府氣血之衰一由營衛之出入以爲止作一由水火之爭勝以爲盛衰一責在表一責在裏一攻在邪一扶在正有陽虛而寒熱如瘧有陰虛而寒熱如瘧益如瘧而非眞瘧也是非之間便有邪正虛實之分治一少差生死反掌學者尤不可不知

杏仁桑白皮款冬花馬兜鈴金沸草紫菀蘇

子射干百合桔梗

此數藥者與寒滑之天麥二冬瓜蔞仁天花粉知母諸品時師皆執爲治嗽通用之劑竟不分表裏虛實之殊往往誤人于欬經曰五藏六府皆令人欬又曰五藏各以其時受病非其時則傳以與之是非獨在肺矣欬即嗽也然嗽有內外之殊故自表而入者六淫邪氣先客于肺爲外感宜從前藥

辛温以散之所謂從表而入者必令從表而出最忌苦寒斂濇之劑致邪氣留連不去久必變生他症是猶閉戶驅盜也至自裏而見者七情勞慾藏府虛損爲內傷有因嗽而成癆者有因癆而致嗽者其原有四一左腎精傷水虧致火鑠金而嗽者則宜甘平靜劑以潤之一巳土中虛不能生金夾痰而嗽者則宜辛甘温劑以養之一心肺胃三經火鬱而嗽者則宜苦甘凉劑以清之一命門火衰

元氣素虛肺金寡衛而得者則宜以熱溫劑以補之所謂從內而得者雖必傳于外而非可以外治也最忌前藥辛散苦寒之品洩陽降陰招致外邪是猶啓戶揖盜也又有初屬外感因錯治而內外俱傷者則當補散兼行以扶中爲主若專于驅散腠理開洩轉成汗脫益覺增劇耳又有老人痰嗽元氣既虛法難消伐亦必溫養爲主或兼治標勢雖全愈但無至困殆則得耳大抵六脉浮緩或兼

洪滑形色如常飲食不減者、可治若脉絃數細疾
肌肉漸削便泄食少臥難着枕喘息日增者計期
必死治病本難而治嗽尤難得其竅者十可愈半
百合乃平潤之品亦無甚功特伴食中書耳桔梗
性平質輕載藥上升乃舟楫之用也

桃仁紅花澤蘭赤芍茜草五靈脂蒲黃苧蘇
根紅麯蘇木　益母草續斷紫參牡丹皮川
木槿紫荆

桃仁蘇木諸藥乃破瘀行血之峻劑也但婦人經水不通有二一由風寒冷濕客搏衝任致血氣凝滯不通者則宜用前藥宣利之若血海乾枯無經可行者則當純補脾肝腎三經以滋生化之源此治虛之道也若益母續斷丹皮等藥性主生新消瘀猶屬補瀉兼行薔丹皮白色者可涼血同熟地當歸參朮尚能生血其赤色者僅只清瘀而已無瘀則耗好血不可不知木槿紫荊兼解煩熱瘡癬

有驗

酸棗仁栢子仁郁李仁火蔴仁蕤仁決明葵子

以上皆滑利之品凡命門火衰滑洩及素患夢遺者忌用之棗仁治少陽膽熱不眠若風秘及熱客大腸閉結者則宜火蔴郁李桃仁之屬若血涸津枯致大便乾澁者則宜滋陰之味但火蔴性最峻利須酌之蕤仁決明佐治肝虛風熱目赤亦有効

郁仁兼療眼痛及水腫病葵子利二便皆治實之物也

生薑煨薑炮薑薑皮

薑生者同葱白主療外感初症發汗通經所必用也煨者主温煖脾胃性主守炮者性却平止嘔吐燥太陰之寒濕及治產後發熱有功但患陰虛咳嗽及病久陽虛者禁之誤用必致脫汗薑皮性平能引藥達表

生梔子　炒梔子　炮梔子

生梔性太寒。古方用爲吐藥。療上膈之實熱。經炒者性涼。袪熱解煩。保肺抑心。其炮黑者性平。除鬱滯。理肝氣。濟生逍遙散加之。亦止血竅。此一物而有三用也。性寒涼平。隨火變化耳。

僵蠶　全蠍　諸蛇　鈎藤　天竺黃　鈴羊角　蜈蚣

此藥方書謂療中風驚風諸風。口眼喎邪。咬牙閉齒。四肢抽搐。諸病爲有功。但中風主藏病。多不治。

又有似中風而非眞中風若河澗主于熱丹溪主于濕東垣主于氣者是也大都眞中風實由元氣素虛故得乘虛召感所謂肝虛風自生者是也此須急投溫劑峻補眞元庶可望甦若誤用前藥辛竄耗散之物祇速其死耳里人姜郢雪年六十餘素不謹酒色一日因積勞遠歸醉餅當風遂病亡陽面色如粧閉目撮頭時醒時昏遺尿足冷絕無痰涎此眞氣暴脫十有九死危症也余令亟投大

劑參附等藥謂或救萬一遲則不治矣渠次郎即
往市參許久未回余與王遂生辭歸未幾有一老
醫至診之曰此病風痰何妨予治之多矣柰何妄
議參附燥毒助氣之劑少俟明日病愈用參調理
未晚遂投驅風攻痰之藥至晚即歿其明驗也

麋茸阿膠石棗麋膠龜膠枸杞肉蓯蓉巴戟

天松子仁懷山藥杜仲覆盆龍眼蘿摩子酥

酪金櫻子　鹿茸鹿膠膃肭臍海馬韭子川

仙茅黃狗莖川椒雀卵鷄腎鹿茸遠志五

味子兎絲子沙苑蒺藜鎖陽鹿跑草淫羊藿

秋石黃精

命門司水火兩腎綰精神乃生身之根蒂陰陽之橐籥也寒熱偏勝病斯覩矣故麋茸石棗蓯蓉諸品雖能塡補眞陰尚須君以熟地又鹿茸肭臍韭子諸品亦善益助元陽必惟佐以桂附若五味兎絲蒺藜諸品則通益兩腎之要藥也但純陰無以

生長宜兼參耆歸朮以陽爲用孤陽又妨獨熾必
二王熟地石棗以陰爲體益腎虛則諸藏俱虛故補
腎勿漸補脾脾旺而諸藏俱旺乃補脾政以補腎
法不能舍參芪歸朮而獨療陽光之左水又不能
舍熟地石棗而專溫陰翳之右火也然以上衆味
皆列上品純補無瀉可任久餌而腎二王閉藏者宜
之再推其本百病皆生于寒熱寒熱總由于水火
水火統歸于元氣舍此不究何處覓宗問誰明氣

化之義識草木之蘊洋洋大海落落晨星前有隱凡莊子後有湛一唐君學通古今識邁常流余幸得此差可與商耳每見時師大率徇標且昧藥性治男二陳療女四物補水僅投芡實石斛至熱地石棗視爲泥膈斂邪益土則用扁荳薏苡將參耆歸朮目爲增飽結氣甚至青皮檳朴恐耗天眞茸遂大黃任聽攻伐虛陽上越認作實火眞氣下脫誤爲宿積頻將存亡呼吸之重急緩施隔靴搔癢

之輕劑坐失機權因循陷命如此庸盲髮難縷指反不知愧妄詆名手曾聞莊唐二子不免嚣聲暗吠是亦調高寡和行高謗多者也故先哲有云本草者固醫家之耰耡弓矢也洪纖動植最爲煩雜散于山澤而根于藏府名不覈則悞取性不明則悞施經不辨則悞入悞者在幾微之間而人之生死壽夭係焉故得其精者可以保身可以養親可以濟世可以窮萬物之賾可以識造化之妙而見

天地之心而余是集也第就其常用者或專見或合見發明病機治法宜忌之要使觀者神而明之觸類而通之其他則瀕湖之綱目已悉故不贅

重刻軒岐救正論卷之四

閩中蕭京著　男

治驗醫案上

傷寒門

傷寒乃感冒之重，感冒乃傷寒之輕者。在西北則多傷寒，在東南則多感冒。在冬三月爲正傷寒，在春夏秋爲時行傷寒。感于外爲陽症，傳經傷寒；傷於裏爲陰症，不傳經傷寒。元氣素虛爲挾虛傷寒煩勞役作爲勞力傷寒○無表熱有裏寒爲直中傷寒○外作熱内受寒爲夾陰傷寒○犯色因而衝寒冒風咳冷爲房勞傷寒○傷寒三百九十七法○一百一十三方○方法繁複不可勝紀○又有虛煩食積痰飲脚氣○及溫暑濕暍○與内傷雜症○爲類傷寒○則傷寒○乃抱括○四方○四時○陰陽○表裏○而統言之者也○若夫分門別類○微詞奥義○則有張仲景經論爲群方之祖○及後王叔和成無巳龐安嘗徐止善吳綬錢乙

朱肱劉元素李東垣王安道諸賢之編釋辨惑雖歷數十萬言筆舌猶難盡釐唯有神悟而心解之而已然操其要者莫外詳究乎脉症而確辨其屬外感屬內傷虛實寒熱眞假疑似之間投藥一㕘生死反掌至馬宗素之鈐法謬妄難從陶節庵之六書膚淺易習此特益于初學而通權達變欲躋上乘則獨有仲景可宗而附之以諸賢而爲旁印之助可也予親是編二十餘載每遇此病依法救

治多獲痊可即預斷死生亦卒如言求其為三冬正傷寒而卒無二三見豈病不我值抑閩海炎方果非西北之比乎大都仲景所言謂行道辛苦之人多有是病而富貴與靜逸之夫深藏固密不能冒觸信或然也即其不免祇挾虛傷寒耳而挾虛之症十見八九顧安能以麻黃桂枝青龍承氣執方而混治之乎傷寒本難治而挾虛之治尤難之難倘脉症未明眞假莫辨未有不覆人于呼吸之

間者其值嚴冬得正傷寒者余二十年來於千人
中僅見兩人後所載益郡門役婁友僕男均爲力
役賤輩治以本症之藥卽愈可無疑義矣茲列巳
驗醫案於後乃統括傷寒而立條也若治雜病亦
巳另列名目敬以奉教於高明焉

太陽本經傷寒

崇禎癸未仲夏會叔陳扆吾季子首夜因房勞失
精次日冒感風寒頭痛發熱口乾惡寒心腹不疼

二便如常脉浮數有力余以姜活湯與服彼疑爲
有房事余曰英年氣血俱實腎藏完固雖暫洩精
不能爲害前症乃純表邪無兼裏寒治以辛涼脉
症相符何慮焉彼始信服兩劑頓愈嗣因清晨登
厠冒風重感仍投前藥越數日戰汗而解設使碍
於房事脉症未明妄投温劑必致班黄狂譫而成
夭札之患

太陽正傷寒

癸未仲冬儒者姜子社僕男往鄉冒寒頭痛發熱
項背腰膝亦皆疼痛兼口乾氣喘脉浮緊有力余
以小劑麻黃湯一服不汗而瘥嗣因傷食前症復
作用二陳加麯蘖紫蘇兩劑方愈　因憶崇禎巳
巳季冬家大人署益郡時值夜二更我聞喊聲徹
署察之乃一守後苦頭痛不堪余時業巳熟瀕湖
脉旨但未試耳出視脉左部皆浮緊有力一切外
症俱與經論脗合即以前湯與服黎明大汗而解

太陽陽明合病

甲申中秋建昌胡三府諱縝患前症頭目疼痛發熱如焚喘渴嘔吐洩利赤黃脉洪數有力余投以羌活葛根黃芩半夏甘草柴芍諸藥一劑即愈設使碍於嘔利誤投溫劑必致淹延生變

陽明少陽三經合病

甲申夏西關外一吳姓婦人病頭目疼痛寒熱往來乾嘔拒食脉浮絃不鼓余曰前症乃肝木制土

本稱難治今脉虛欠胃氣殊爲可憂余以建中小柴二湯加朮與服渴止納食熱亦半減彼貧難而參不復再藥越兩旬大衂而歿　嗟乎貧苦力役之夫終歲勤動一罹病綱饑寒隨之藥餌何辦不免輕變重重變死耳彼富貴驕縱之徒溫飽淫佚或沉湎糟丘或鍾情枕席毒漬腸胃精枯骨髓二豎少侵眞元便脫卽緩扁難施膏肓之治豈區區參耆草根所能補漏萬一哉余嘗拈數語以慨世

曰獨恨參難療貧貧病日增可嘆富易購參參功不顯云

太陽陽明併病

甲申孟夏閩庠古友諱兆甲者患前症發熱咽乾昏眩不寐二便如常雜治數劑不瘥及察方藥乃解表而兼利水澤瀉赤苓之屬余曰解表須用辛散上行之味若利水是引邪下行故外熱不得發越因而遺留不愈耳投以羌活葛根湯加減兩服

而愈　夫如此病症治何難事而乃以五苓散治太陽傳本熱結膀胱之藥而治太陽陽明未退之熱實相反矣

陽明傷寒

癸未秋、上街林華違患前症脉洪數余投以辛凉之劑一服即愈未幾食後勞復皆如法治之隨痊

正陽明胃府傷寒

甲申夏、對鄰唐英患前症發熱自汗嘔逆脹悶夜

則狂譫便秘溺澁六脉洪數有力余以大劑三黃湯加知母瀋竹木通大黃石膏與服仍令晝夜飲水投數劑熱退汗歛二便清順斷以七日當戰汗而解至期果然夫如此脉症相符實邪之病本非難治若不投以苦寒之劑未免遺熱藏府淹囦生變往往醫於此際亦有灼知屬熱但妨碍于嘔逆喘脹不敢峻攻未免膽小誤事耳

太陰傷寒

癸未夏、西關外阮姓一男子患前症、外症已罷、咽乾腹痛後泄赤黃、脉微浮。余投以桂枝大黃湯加減與服、一劑卽愈。

少陰傷寒

甲申臘、閩清庠友羅君寵、患前症、煩渴腹脹、後便滑泄、手足溫、脉沉細有力、復兼往來寒熱。余以黃芩、白芍、知母、厚朴、柴胡、大黃諸辛寒之劑、投兩服而愈。

厥陰傷寒

癸未季秋涇縣明經吳胤虞入閩患前症越六日身無大熱咽微乾雖昏倦少神脉却平匀和緩余告以次日當戰汗而解不須藥至期果愈

甲申秋西河一魏姓男子患前症舌卷四逆嘔吐昏倦六脉沉散及察前方乃過服承氣所誤遂致胃敗莫療少頃而歿　切三承氣乃辛寒峻厲之劑非其人素禀壯健脉症俱實豈容輕投枉斃人

命。

三陰合病傷寒

近隣一菜傭林姓、崇禎癸未春首、患傷寒、六日囤殆。始延醫。醫以貧故無心詳診。每每辭不治而去。余適外出。聞其母悲泣。因入視之。病者目瞋耳聾。舌有黃胎。燥渴索水。絕食兩日。少動則呼。胸腹脇肋皆痛。大便下赤水。小便亦赤澁。幸囊未縮。脉沉緩。余濟以大柴胡湯。灌下少頃。下燥糞。目開耳能聞再與小柴湯三帖而全愈可見生死自有定數不然幾誤於諸醫之說矣此三陰症具誰謂三陰無合病乎方書謂三陰無合病是盡信書則不如無書矣

兩感傷寒

兩感與夾陰異兩感爲表裏俱受寒邪夾陰爲外感寒邪內傷寒冷故兩感多用辛凉夾陰必用溫熱至兩感用辛凉不瘳夾陰投溫熱無効均入死

法也

甲申仲冬、西水關一王姓男子年二十餘患前症頭目疼痛發熱如焚口渴燥悶胸腹滿脹脉浮緊沉按亦實歷、只兩日延余診治時有一老醫誤以爲白虎症余曰白虎症當無大熱只口燥渴或自汗心煩背微惡寒始爲白虎即擬爲太陽陽明合病則當于表裏症中添一協熱下利症方是合病此明明是大青龍症故首日頭痛發熱而只口乾胸滿今日便增鼻乾不眠煩渴腹脹非一日太陽太陰俱病二日陽明少陰俱病乎公柰何傷寒論不讀也但喜患者英年氣實症未至引衣踡卧尚爲可救余以大青龍湯加柴芍陳皮半夏一劑與服應手而愈　是冬臘十七日復有一輿夫亦患前症初治皆發表平緩之劑歷四日余適他出因人視之備詢前症及閱前方皆邈不與病相符六脉滑大無力嘔渴囊縮昏不知人余斷以六日當

疚彼仍延他醫以爲風痰用吐法至次日即殁前病最屬危惡古今諸賢咸稱不治余以爲禀賦尚健胃觸方新未經妄藥胃氣猶存尚猶可治則水關之男子是也若年力漸衰邪氣入深誤服舛劑眞氣消亡此輿夫所以殞命于刀圭也夫大青龍湯雖曰峻厲苐有是病而用是藥柰何易老僅以羌活冲和湯代之是亦膽小之過而未詳長沙製方之微義矣

房勞傷寒

比鄰林楚畹、秋間爲母延余、彼亦以脉求診、余曰、子至隆冬當得重病但須謹護無足慮也彼形體魁梧素健無病意疑余言爲迂及冬從征山寇行間驅馳歷經四旬積受寒濕甫歸犯色次日即病頭目疼痛發熱如燎口燥唇焦嘔逆煩悶脉浮微無力尺細若脫余驚曰柰何陽病而得陰脉此必犯房勞當小腹微疼而復下利詢之果然急以大劑桂附理中湯與服脉症頓減次早徧體發班彼疑以爲附毒余曰子積受寒濕凝伏經絡昨得熱劑血脉流通中氣旣固邪氣不容𣋠發於外此乃寒班非熱班也然終疑不釋另投消班平劑胃寒藥拒不納仍以前湯與服班始消脾氣亦健　夫如此症候表症旣實燥渴狂煩且復發班時醫執症昧脉必用凊解之劑卽稱知脉者亦必限于瞻小以桂附爲蛇蠍而姑投和緩之劑均能誤人於

歿也若鄭貞侯方酉可鑒也

甲申夏里人方酉房勞冒風臍下沉痛大便滑利脉兩手浮疾如數稍按即無余以桂附理中湯投三劑脉症漸減彼求速効另延他醫誤以為時行瘟病促投寒藥教啖生果少頃發厥狂譫復求救于余察其六脉已絕當不踰時歿果然

癸未秋明經鄭太華子貞侯房勞感寒復沾雨濕前醫憚用薑附只投二陳緩劑越九日發燥增劇

始延諸醫及余診治余告以脉見轉索本夜當殁
鄭木華婿陳克新乃余內弟甲申春患房勞衝寒
面目青黯咬牙寒戰舌即轉黑四肢厥逆速余救
療余不及脉急以薑附湯連三劑始應

夾陰傷寒

癸未冬庠友張畚公長郎年十四病外感風邪內
傷寒冷頭痛發熱口渴嘔吐大便清利胸腹疼脹
燥悶不眠脉浮數無力幸只兩日未經他醫妄治

投以參附理中湯一劑前症減半脉緩稍健再劑彼疑熱渴未解揀薑附不用前症復作余再投以前湯諸症如失張因問柰何發熱煩渴反用燥劑、余曰脉雖浮數按即無力假熱之症也便滑腹疼嘔吐拒食此乃積寒內閉假熱外爍亦危症也倘非堅投前劑而使誤用表藥何以挽復眞陽必無幸矣渠始信服至今猶惓惓稱感

粵憲林君向攻郎患前症越八日發燥譫妄延余

診治脉兩手如絲陰陽俱脫余斷以次夜二更當
歿辭不治及莊隱凡到亦謂脉症已敗誤于寒劑
至期果斃愚意傷寒變病反覆變遷治失其宜命
在反掌苟非平昔穩詳脉息病機當局何能辨
夫前症乃外熱内寒上假熱而下眞寒爲陽中伏
陰亦謂夾陰傷寒倘初起而即用理中薑附溫經
散寒何至妄治因循喪生大都病家不善擇醫而
以時名爲殉往往自誤耳

直中傷寒

壬午仲冬，錦衣尉軍一婿，往鄉冐雨，寒濕侵内，及歸服表劑數帖，燥悶呃逆，二便不通，再延周等皁治，以桂附理中，亦不見效，越六日延余治之，六脈沉微代散，太谿衝陽絕不見動，余斷以次夜當死，勉開一方，令其與別醫商治，夫前症本屬理中，柰何反以辛凉，益助病勢，枉斃人命哉

陰燥傷寒

即病夾陰諸陰症不早治療或治療失宜越數日而發燥如狂是也往往醫家誤作陽狂治療速人死地可勝悲悼傷寒之難政此疑似關頭叅詳不到耳流醫中惟程

鳳山識之

癸未夏浦尾鄭思長子因割肝救父未幾病風寒入內越六日弃治察爲陰燥如狂之症脉結代無力辭不治次日果歿

夫傷寒陽症越七日九日

難治陰症越四日六日不治陽毒越五日七日難
治陰毒越兩日四日不治陽狂慢治百僅一死陰
燥早療百可一生然陽症亦有越七日九日或十
四日而愈者倘體實脉實寒邪只循經絡不干藏
府經盡氣復即不藥亦當自愈未有藥之而不愈
者至陰症則寒邪內侵藏府元氣益傷藥對症而
緩施尚有死者未有不藥而不死者亦未有藥不
對症而不速死者也內經云病勢已過命將難全

可不熟思。若其不分陰陽虛實。不察病期久近。一槩投劑。殊昧吉凶。實自召謗耳。

癸未冬、明經李愿夫猶子勝之、患夾陰傷寒。發燥。彼初延一世醫。一儈醫。所藥皆知母柴芎升麻陳皮半夏瓮活葛根之屬、余斷以難越。三日。辭不治。至期果歿。　東垣曰。陰燥之極。欲坐井中。陽已先亡。醫猶不悟。復指爲熱。重以寒藥投之。其死也何疑焉。成無巳曰。雖燥欲坐井中。但欲水不得入口

是也內經云無盛盛無虛虛而遺人夭殃無致邪
無失正而絕人長命若輩徒知見病治病不顧虛
實眞假殺人反掌罪可勝誅哉

勞力傷寒

癸未仲秋比鄰林楚畹之母勞力感寒頭眩發熱
前醫誤以爲太陽表症而投辛發之藥連五劑不
痊及延余治六脉洪緩無力兩手微見瞤動此乃
過飲表劑因致元氣大虛血不榮筋法應溫補遂

用補中益氣湯加肉桂炒芍兩服熱退身凉脉亦斂再劑瞤動亦止至十餘日病大便秘塞余仍用前湯去柴胡倍人參加秦艽棗仁以大棗爲引服二劑大便潤通小便淸利頓覺爽然設使妄用硝黃攻瀉之藥大洩眞陰必致不起

甲申春內翰陳伯全弟伯容患前症服表劑不痊益見昏眴余脉其心部沉結諸部虛浮無力得之勞鬱彼以爲確中病情服補中益氣湯加羌活黑

梔少佐肉桂兩服卽愈詢之葢爲年來與一豪家構訟僕僕公庭未免觸事惱意神思爲病耳嗟乎、此亦可以表劑而潛耗其眞氣乎　東垣辨惑論云、舉世醫者皆以飲食失節勞役所傷中氣不足當補之症認作外感風寒客邪有餘之病重瀉其表使榮衛之氣外絕其死只在旬日之間所謂差之毫釐謬之千里可不詳辨乎

挾虛傷寒

所謂挾虛者乃平昔飲食起居失宜勞役房帷所
致天眞隱耗觸邪易襲倘初犯而即溫經理寒不
一二劑便可頓愈何至誤投喪生乎崇禎癸未仲
冬嘉禾司理孫鶴林弟墨林年僅四旬患前症初
延一名醫作外感治因他出接以小柴湯七帖令
連日服之經旬漸劇再延范曰生生驚告曰脉已
變當柰何令再別請及陳雪潭至作傷寒壞症論
議用人參二兩熟附二錢煎服隨吐至次晚介王

則奚來請診其六脉俱脫且已發燥予曰此症本屬因虛感寒初治得無錯服凉藥乎渠二子曰政爲其所誤耳予又云今已發燥而脉沉絕法在不治即投參附湯亦無及矣彼再三强復云昨雪潭政投前湯柰不納何予又曰此病已陽脫而浮于上乃外假熱而內眞寒也治須眞熱假寒之劑方得入令其將已煎前湯再加附子二錢吳茰數分煎停冷與服得靜睡半日小便清長舉家驚喜次

日再診脉毫不轉余曰、須越三日乃可望甦墨林雖悅索前湯但僅支兩日之半次夜果歿嗟乎病得經兩旬方歿者非屬本應歿之病也特爲誤劑而枉歿耳誤人者何獨其被誤者又何獨孫乎夫傷寒傳變旦晚不定至小柴凉劑連授七服今古亦無此法

腎虛傷寒

甲申仲春、連翔梧次郎參天、頭痛發熱小腹微痛

大便不實脉寸關浮數兩尺沉遲此腎虚應温即傷寒論亦謂尺遲暫補何妨之說遂以温中諸品少佐桂附炮薑與服至晡加熱增喘家人疑為前劑太補延余復視脉轉和緩腎部亦健余曰前劑乃固正以逐邪温腎而驅寒今寒邪已和盤托出正氣拒邪勢必瞋眩非補邪而致加熱增喘也越三更當平復次早果大安設使誤用辛凉淹延生變必無幸矣自後每患前症輒飲前藥皆得痊可

彼以爲奇　愚按三陽顯症雖爲可汗而想其尺
遲暫補何妨之說則明爲虛寒入内當先救裏無
疑若裏症得救即表邪不汗亦當自愈若不顧脉
而用表劑殺人必矣

蓄血傷寒

癸未冬西城邊有陳姓老軍一女適因行經浣衣
受寒發熱喘渴小腹脹痛初治或用辛凉解表或
用降氣清熱或以爲寒而投温劑展轉增劇脉寸

關浮數○兩尺沉結○余曰、此蓄血症也○治本非難○特諸醫未識病源耳○以桃仁承氣湯兩劑、下黑血數碗而愈○

癸未季秋、太學林琳環次女○年近四十○寡居勞鬱○亦因行經冒寒、血停衝任○煩燥絕食○小腹絞痛拒○按二便不通○經旬徧治不瘥○初二日延余診視察○其六脉浮數無力○左關沉濇○余曰、此本桃仁承氣症也○今脉與症反○肝經已敗○胃氣將絕○藥豈能生○

一醫以四物加香附玄胡牛膝桃仁一劑僅下黑血碗許加減再服前症如故至十七日果歿　夫前症均屬傷寒蓄血何以一用峻劑而得生一用平劑而反殀余以爲室女眞氣未離與娶婦悲鬱傷肝一殊也一受病未久一病勢已過二殊也一脉與症合一症與脉反三殊也一胃氣未敗一經旬絕粒四殊也一以峻劑而得告瘳一以平劑僅延旬日虛實頓懸五殊也顧安得以症而混同治

之乎

食積傷寒

癸未仲夏善化楊我傷食中暍復飲冷水瘧痢並作煩悶不食前治柴芍清表之劑轉增狂譫余察其六脉滑數有力脾關尤甚以二陳加麴糵等物服兩劑諸症頓減靜睡二夜惟痢積未消調理經旬全愈

傷寒脫血非血痢

仲景治少陰脫血用桃花湯內有乾姜即此意也誰謂血症不用熱劑乎

癸未仲夏、浦尾鄭思年踰六十、素善飲啖、因醉臥當風、患頭疼發熱、面目青黯、嘔吐拒食、心腹脹痛、兩足逆冷、大便脫血、脉六七至、洪數鼓指。余曰：風寒內攻、陰絡受傷、故致脫血、非血痢也。脉洪數乃眞氣虛、邪氣勝也。急以大劑參术歸苓加桂附炮薑爲佐、木香陳皮炙草爲使、兩服熱退身涼血止脹消脈亦轉靜此余取症不取脈也次日始下痢雜色黃白微紅為宿積下洩不必慮余因他往渠急于愈別延一醫治以檳榔粟殼諸澁劑暴致脹滿二便壅塞余用二陳加大黃火麻防風枳殼與服數日積盡氣復而愈

傷寒發黃

甲申仲夏內弟陳克輝患感冒頭痛發熱一老醫用羌活湯入麻黃撮許投三劑越數日發黃目睛

皆黃小便亦赤澁不堪余投以茵陳五苓散加梔蘗至十劑始痊　夫麻黃湯本爲三冬正傷寒而設而乃用之于溫暑之時幸英年脉症俱實不免班黃之患執方治病謬滋大矣

傷寒筋惕肉瞤

癸未仲秋里人吳台妾弟患勞力感寒初投發表連五劑不應復更治之漸增劇至十三日請余診視脉洪散參春昏不知人惕瞤不止余曰此本是

勞力感寒妄投表劑遂致氣血兩虛氣不衛外血不榮筋而然耳第此症醫多不知誤以為風渠云昨東門一醫果作風治余曰、風藥皆散散既傷陽風藥皆燥燥復傷陰前藥欲以愈病是猶救焚而增薪也辭不治斷越三日當歿果然

風溫

甲申仲夏、王介人病前症、自汗灼熱鼾睡昏眩彙患疝疾脉浮洪稍緩前醫投以陽明藥不應余曰、

此風溫症也。以白薇湯倍升麻入桂少許。兩服全愈。

甲申仲夏、對隣唐英母、年六十餘。亦患前症。自汗灼熱。鼾睡昏眩。獨脉則浮數。欲脫。稍按即無。時或譫燥。余曰、病不難療。須先救脉。勿緩視也。遂以人參三錢爲君。术耆歸苓、甘草知母爲佐。肉桂附子爲使。冷服一劑。得睡半日。脉亦轉靜。至晚再劑。精神逸爽。啜粥碗許。脉按有力。余曰、脉已復原。不須慮也。次早投白薇湯，始治本症。彼舅氏李姓者請吳醒生。吳以余所投第三劑極是，但前兩劑不知何解。姿用桂附燥藥。余曰：吾既用白薇湯，而前兩服豈浪施乎？薛立齋先生云：凡脉暴脫，或促代無力，或屋漏，余急用參附湯等藥，多有得生者。聆此則先哲法言，炳如日星。余遵而用之，恐未必妄也。

夾寒瘟疫

癸未仲夏，方我貞妾弟黃申，初犯房勞，旋感瘟病，頭痛發熱嘔渴脹滿大便洞洩夜增狂譫六脉遲弱左關右尺沉伏如絶初治藿香正氣散不効余以附子理中湯停冷與服得靜睡半日嘔洩頓止脹滿亦舒脉卽漸出至晡煩渴未解余曰寒去而熱尚在經云熱雖甚不死不必慮投以竹葉石膏湯去石膏加知母天花牛蒡熱渴半減次日復煩舌轉黄胎余仍以前湯去石膏加芩連連三劑全愈

石膏性甘寒沉墜前症因兼傷腎寒故去之

第此症倘不先用溫劑消寒救脉而徒見病治病枉死必矣

傷寒遺熱

甲申臘㛂子社有朱氏甥年十七因往鄉患外感初雜投增劇歷四旬延余診視及詢後一醫乃專用補藥服三十餘劑面黄將疸虚煩不寐六脉絃數此誤補所致抵今是遺熱症投小柴竹葉湯兩劑頓愈再劑平復

傷寒吐蛔發呃

壬午春，有上街鄉民林姓者，年五旬，患夾陰傷寒，初延治，不知投何藥。越九日，請余正診，脈時手拈一蛔而出，六部虛大無力，日發呃十數聲。余曰：脈爲假熱症，乃眞寒，投理中湯一劑，煩渴減半，次早脈亦歛。余歸，仍遺人參三白湯與服，數劑起居如常。但渴未退，彼乘便于洪塘求治，誤服療實渴藥，滑石、乾葛之屬，至夜發燥譫妄。次日促余脈症，已

敗越旦而殁

傷寒咽痛

愚按此症每見時醫不分傷寒雜病不論虛實寒熱一槩投以辛凉枉斃多矣故不得不詳辨于後

夫咽痛病源非一也有傷寒咽痛有雜病咽痛之不同者屬傷寒者有太陽有陽明有陽毒有陰毒有少陰之為不同者卽少陰一經有客熱有客寒有寒熱相搏之又不同者又有三陰直中陰寒而

成咽痛者又有太陰肺經初感風邪便成咽痛者以上皆傷寒外感之咽痛也屬雜病有風痰上壅者有鬱火上升者有胃經積熱者有飲食中毒者有腎虛陰火上炎者有虛勞咳嗽咯血者有痰蛾癰脹火蛾冷蛾之別者則又有不同也以上皆雜病之咽痛也其傷寒屬太陽者當一二日見則治以升麻六物湯辛涼之劑屬陽明陽毒者當二三日見此為熱毒上攻則治以六物湯或涼膈飲諸

辛寒之劑其屬少陰客熱此爲傳經當四五日見則當治以甘草湯或苦酒湯猪膚湯諸平緩微凉之劑少陰寒熱相搏者此亦爲傳經咽痛則當治以桔梗湯和緩之劑至少陰客寒一症此本腎寒伏藏于經絡隱曲之間初治未及溫經散寒及至病久或經旬日或越旬餘以致寒極上衝而成咽痛治以半夏湯用半夏桂枝甘草辛熱之劑若其兼症吐利手足厥逆則進用四逆湯大熱之劑屬

三陰宜中與陰毒則用姜附湯肺經胃風則用金沸草湯以上俱當察其兼症而施治者也其屬雜病風痰上壅者則治以二陳湯或星香散加茸桔湯鬱火上升者則治以加味逍遥散加桔梗牛蒡子胃經積熱者則治以三黃湯或瀉黃散飲食中毒者則治以苦寒消毒之劑腎虚陰火上炎咽亦痛則當治以八味丸內有桂附納氣歸源其虛勞咳嗽咯血咽痛聲啞者亦須治以壯水之劑以上

總應察其兼症與脉之虛實而施治者也柰何一槩混治致人枉死誰之咎乎

癸未孟冬庠友鄭能仁患風痰上壅咽痛初治數劑增劇余察其六脉浮絃無力以補中益氣湯加膽星肉桂兩劑頓愈痰壅如失及聞數日前能仁一胞姪年十餘歲病少陰咽痛經旬日每飧尚能啜粥碗許動止如常一名醫投辛涼之劑飲下半晌即轉厥逆煩燥至三更而歿如此投劑少差生

如反掌可不謹歟

又仲冬府庠王介人之内患少陰客寒咽痛項背

腰膝疼痛不堪手足逆冷大便滑利六脉絃强復

少胃氣余斷以越三日當殁辭不治及察病因初

起冐寒一女科爲其體虚素欝投四物湯加減是

助寒閉邪不得發越矣過數日寒極上衝喉咽痺

痛復延一醫誤以爲火而用玄參甘桔之屬益增

煩燥至十五日延余診視備察脉症病期久近乃

屬少陰寒痛余謂脉症已敗法應不起彼不信再更治有名醫某又以爲欝火上升堅投凉劑至十八日而殁

甲申季春均鋪王門少婦患肝經欝火上升咽痛累治不瘥余投以逍遥散加牛蒡桔梗黄芩香附兩劑如失

又季秋都闔連擎天之內患肺經風熱咽痛脉浮洪有力余以金沸草湯加牛蒡倍茸草一劑而愈

甲申季夏鄰婦王氏喜啖辛辣病胃熱咽痛脉洪滑徵數余投以苷桔湯加芩連瓜蔞玄參兩劑即愈　若如此三婦病悉脉實症實投以寒劑効若桴鼓即使庸手治之亦不過如摧朽耳果何難苐所難者于虛實寒熱疑似眞假之間直中病情易危爲安斯得之矣

甲申孟秋建寧太學魏與參夂客三山縈戀花柳病陰火咽痛前治誤爲實火歷投凉劑益增煩痛

察其六脉洪數無力余曰腎虛已極火不歸源而浮于上也以六味料加肉桂麥冬人參少佐附子兩劑即愈彼以爲奇

產後肝虛中風

癸未冬陳昌元之内首胎恃壯當風燥體即病發熱如燎口噤眼歪喘嘔有沫面目青黑心腹膨脹揚手舞足脉見絃數不鼓余曰此肝虛自招風邪非表病也急以薑附丸調灌仍用當歸四逆湯加

人參吳萸兩劑。諸症如失。

產後脾虛胃寒

甲申冬、土街古友之內、患前症。自汗發熱。煩渴不寐。心腹脹痛。飲食不入。惡露不行。前治未愈。脉虛數無力、余以十全大補湯、去白芍、加炮薑五味、投三劑而痊。

半產中寒

甲申首夏、唐英之內、初起熱病。積服寒劑。懷孕六月因虛而墜坐草胃中風寒卽病面目青黑眼竄口噤嘔吐涎沫胸腹飽脹或時離蓐狂走譫語不休脉乍數乍踈危殆瀕死前醫只投人參三分佐以養血之藥余曰急病而用緩劑何以回生乎孕六月當作產後論遂用人參三錢爲君芎歸术苓桂附熟地木香爲佐吳茰爲引一劑涎沫頓止得靜睡兩時至晡狂譫仍作復再延余六脉如故余曰此乃病勢已深藥力未到仍照前方加人參二

錢桂附各八分服後頓瘥醒即索粥惡露亦下方知痛苦呻吟調理兩旬全愈　前症時當暑夏病復狂譫醫者不知見病治病誤以爲熱而投寒劑必死及服參附後狂譫仍作此乃藥力未到仍須再藥倘脉症未明識見不定臨事張皇亦必以爲悞服熱藥改投涼劑均能促人于死也

類中風

崇禎壬申季秋家嚴因署臨邛事竣鄉先生天部

楊丹房邀遊鶴山余亦預焉越午、公飲半酣歡笑失音昏瞶卒仆喉聲曳鋸手足散緩脉沉伏余令其從僕徐扶入僧房厚被密蓋復令抵家取參少頃有儒醫椰君至余曰、此乃眞氣素虛外邪因得乘入非大劑參附無以回將絕之陽椰雖以余言爲是但意疑用人參二兩附子三錢之多余曰、參多用有徹上徹下徹內徹外之功若不急投必至自汗遺尿上下元氣俱脫便不可救矣余力任之促令前劑煎濃湯灌入飯許目能轉動再灌吁氣數聲脈漸復次日全愈欲歸余令其且在寺調養旬日方可行設遇此症誤以爲風爲火而投牛黄氷麝清氣化痰之劑耗洩眞陽必無幸矣　同時蜀藩有内江王亦患前症醫者執以爲風雜投牛黄丸活絡丹蘇合丸越九日而薨

異癥

甲申冬西關外一村民年踰五旬因中風瘥後誤

食瘴牛狂渴飲水不休越數期兩腋乘脇下發腫出汗膚出細虫如絲睪丸偏重尿血淋瀝耳燥癢不休前醫投宣虫利水藥累治不瘥余曰此肝脾兩經濕熱所致肝主風脾主濕濕風相搏而成熱濕熱相生而成虫故見於肝部投小柴湯六一散入龍膽草生地四劑而愈

癰疽非外病

是冬南都孝廉查君球年可强仕素戀帷幙赴闈

謫選。行抵仙霞綠林。剽掠驚愁。隱鬱甫停。車數日。病發寒熱。背連左臂疼痛不堪。余適爲其同寓友江右覃應楠。療陽虛傷寒。甫愈。聞左壁號聲如雷。覃往顧。查呼救。揖余代診。查昏瞶臥榻。口絕不道其何病。余見其面色純黯。左頰畧帶紫黑。右微紅白。遂診脉。左三部搏指。愈按愈實。右脾肺輕舉亦洪。健重按與右尺全虛。第此病既無三陽表症。當必內患瘡瘍。尚兼木侮金爲厲也。旁有朱姓者乃杳內弟問余曰何以言之余曰、此病得之肝腎兩虧朱又問曰、肝腎主何病余曰腎脉浮數而堅此平昔色慾過度因致燎原火熾耳肝部亦如之益木傷土土虧而腎水枯涸無以養肝故致絃強眞藏脉見也強中見濇又金刑木當有鬱結事或悲哀悼亡或遺喪貲重或驚怒傷懷皆木傷也朱與三五同行相抵掌嘆曰見亦神矣始說前由廹余主方余又云縱有外疾顯見當固內滋本爲要初

投一劑用參耆歸术各三錢桂心一錢佐忍冬阿
膠甘草地黄白芍等藥頓覺健爽進食再劑背臂
拱痛尤甚速余再診見症劇脉緩毒不內攻可喜
之兆照前方只參耆加至五錢桂加二錢入牛蒡
一錢服畢覺患處熱消痛減索粥碗許思酒余贊
之飲至四更潰黄膿五六碗次日再診脉見濡緩
余曰當無慮但元氣弱耳仍以前方加參耆各一
兩术七錢甘草肉冦各三錢忍冬牛膝乳香陳皮

爲佐桂心只用一錢服一劑餘膿漸少新肉漸生飲食如常查始感悟曰微君吾其土矣服八劑瘡已斂十之七八偶有一部郎乃查密友訪查見余方驚咤曰奈何盛毒瘡瘍而用參耆术桂以火濟火耶查亦疑信莫决聽延一瘍醫吕姓者吕至極闢余法之妄乃更投大劑芩連翹玄參枳朴芩澤之屬外敷以珠瑶生肌膏初服亦爽利自是連五日不延余診余念其萍水孤踪不邀自往渠托

故三辭未及旬則馳介三請予時已別往困溪四日方歸歸即趨晤見查言語蹇澁瘡流黑水煩燥索水飲食不進二便自遺足冷如氷矣脉疾散不一令其急備後事越五日殯部郎時在坐顧余曰柰何瘡毒而用補劑乎余曰療病憑脉此千古不易之定法也第癰疽症大要有四一年少元氣脉氣健旺飲食不減或因誤啖燥熱所致者則宜苦寒瀉火之劑以治之一年未甚老元氣脉氣未敗

或因悲鬱傷肝者則宜清凉調氣之劑以治之一由平昔色慾過度水枯木横或兼憂勞致傷中氣發于强年老年元氣胃氣虧損者則宜溫平補劑以治之今查君政合此法也反此則實實虛虛大命殞之又有一種疽症内潰餧及藏府及發不痛不癢此爲元氣敗絶法不治也弟今匪類局醫見病治病動手殺人至于瘍師尤屬污賤之流一見瘡瘍不管虛實大肆攻伐安得不速人于死乎今

査君將亡非獨呂奴敍之也部郎始慚然語塞

重刻軒岐救正論卷之五

閩中蕭京著　男震校錄

治驗醫案下

雜病門

愚按傷寒爲外感雜病爲內傷今昔諸賢論之詳矣謭劣如余不必復贅一詞也雖然外感由於六氣外侵內傷由於五藏自病愚以爲六氣之入未有不先於元氣虛弱以致衛氣不能衛外而任邪

氣侵衛營氣不能營内而任邪氣攻内也勞倦不能耐則肺之元氣虚思慮不能周則心之元氣虚飲食不能運則脾之元氣虚智謀不能决則肝之元氣虚精血不能充則腎之元氣虚此五藏之内傷也夫人一身陰陽表裏經絡藏府總由一氣貫通故氣實則五藏亦實皮毛便固六氣難侵氣虚則皮毛併虚六氣雖不入而五藏自生招感古人謂肝虚風自生腎虚寒自生義可見矣顧安得以

陰陽表裏經絡藏府而岐視之乎柰何學者不察乃以外感內傷分爲兩科是將分一人而爲兩身則天地可不必交泰水火可不必既濟人身氣血便不必相依附矣於是專傷寒者昧於雜病專雜病者昧於傷寒一遇傷寒似雜病者治以雜病之藥雜病似傷寒者治以傷寒之藥不幾謬妄顛倒殺人反掌乎此古今所通病而緩扁所莫療余曰治固可分而術則當兼習者也留心斯道者識之

勿以爲業不專門者不精

命門火衰陽氣脫陷症

甲申季春侍御曾徵炫次子奕昭年四旬素戀幃幙復因喪子悲鬱病兩載治療增劇至念七日延余見其面黯無光頭顱俯垂或語微喜睡飲食少思或兩足痿軟大便滑洩小水清利外症則頭瘖未愈脉六部沉遲不鼓左關沉濇左尺兼緩脾脉亦絃此爲陽虛已極法應益火之源以消陰翳及

閱所服方案大都皆歸芎棗仁苡薏威靈仙黃栢知母諸品余曰病本起於肝腎兩虛即勤加峻補猶慮不濟柰何反以苦寒敗胃滑腸耗氣之物大洩眞陽乎夫面黯無光頭顱俯垂乃陽氣不能上溫而復下陷也語微喜睡乃陽氣不能升發也飲食少思乃脾敗於寒劑而胃氣虛寒不能健啖也兩足痿軟乃筋脉緩弛肝氣不收也二便滑利乃命門火衰不能溫土腎氣虛寒不能約液也瘖口

不合乃脾氣敗也脉沉遲不鼓則爲元氣衰左關沉澁受克於金右關絃受克於木左尺虛緩則爲土克斷以季夏初秋當不起與其弟奕遠言曰脉見三克若不急治何以回生備開一案與之爲劵余用補中益氣湯去升麻陳皮倍人參加桂附炮薑骨脂五味與服四劑洩數漸少脉亦稍健仍授方以八味丸去澤瀉加人參炙草阿膠五味諸品彼已市藥待製其乃內以余所開醫案徃詢前醫

醫謂余妄用燥藥仍依前治至六月十二日而歿
乙酉季夏姻家陳泰宇年踰六旬病虛喘吐痰自
汗倦臥不進飲食多食便嘔小便清長大便滑洩
面青黯形肉日脫脉左三部虛浮無力右關尺絃
小余以爲命門火衰陽氣脫陷眞藏脉見逢土堪
憂勉進六君加薑桂丸八味初劑症亦減數劑如
舊遂輟服至月終漸篤仍投前藥一二劑越次月
初四日復再延余脉益少胃氣用大劑參芪朮歸

桂附毫不應斷以越三旬當歿令二子備後事彼別延一醫病余用桂附誤認爲痰火實症投清氣化痰麥冬瓜蔞之類初服頓覺胸次豁然連三服竟完穀吐出益增昏瞶且勸金酧券再請陳雪潭用益土藥猶庶幾近之卽知補母亦遲不及事果以是月念八日而終先是五月內過余求診令急服補藥乃因循增劇始延治晚矣　愚按前症乃命門火衰不能生脾土以致脾土不能生肺金夫

多食便嘔形肉日脫自汗吐痰大便滑利皆土敗
金虧眞藏爲患此時即峪服虛則補母之劑猶慮
不濟柰何悞認爲實則瀉子而用清金安得不速
人於斃乎又每見世醫一遇痰症不分虛實執以
爲火動手便攻而病家亦茸心自悞然痰有熱痰
寒痰風痰濕痰酒痰血痰氣痰驚痰食痰老痰新
痰有屬腎津上溢脾液上湧泛而似痰者鬱火上
升者屬飲屬涎若咯若唾若咳若吐病源非一皆

不可不詳爲辨仍察其所兼何症此爲第一嘐緊
庶幾施治非謬即吐痰一症未有不由于元氣虛
寒命火衰微所致投以四神八味之屬急資化源
或克有濟者敬附録先哲經驗數案於後取其大
法以告世之醫病兩家治病當求其本勿徒徇現
在之症而漫投不切之劑抑亦以破時師拘攣之
見　按薛立齋先生曰一儒者雖盛暑喜燃火四
肢嘗欲沸湯漬之而面赤吐痰又似實火吐甚宿

食亦出惟食椒薑之物方快余謂食之反出乃脾胃虛寒用八味丸及十全大補加炮薑漸愈不月而康　又曰工部陳禪林發熱有痰服二陳黃連枳殼之類病益甚甲辰季冬請治其脉右尺微細右關浮大重按微弱余曰此命門火衰不能生土而脾病當補火以生土或可愈也不悟仍服前藥脾土愈弱至乙巳閏正月病已革復邀治右寸脉平脫此土不能生金生氣絕於內矣辭不治經云

虛則補其母實則瀉其子凡病在子當補其母况病在母而屬不足反瀉其子不亦何待　又云光祿廨子逕面白神勞食少難化所服皆二陳枇梔枳實之類形體日瘦飲食日減余謂此脾胃虛寒之症法當補土之母彼不信乃徑補土以致不起

又云表弟婦咳嗽發熱嘔吐痰涎日夜約五六碗喘咳不止胸滿燥渴飲食不進崩血如湧此命門火衰脾土虛寒用八味丸及附子理中湯加減治

之而愈　又云羅工部仲夏腹惡寒而外惡熱鼻吸氣而腹覺冷體畏風而惡寒脉大而虛微每次進熱粥瓯許必兼食生薑瓯許若粥離火食腹內即冷余曰熱之不熱是無火也當用八味丸益火之源以消陰翳彼反服四物玄參之類而殁　又云一儒者體肥善飲仲秋痰喘用二陳芩連益甚加桑皮杏仁盜汗氣促加貝母枳殼不時發熱余以爲脾肺虛寒用八味丸以補土母補中益氣湯

以接中氣而愈　又云都憲孟有涯氣短痰暈服辛香之劑痰盛遺尿兩尺浮大按之如無余以爲腎家不能納氣歸源香燥致甚耳用八味丸料三劑而愈　又云一男子素厚味胸滿痰盛余曰膏粱之人内多積熱與法製清氣化痰丸而愈彼爲有驗修合餽送脾胃虛者無不受害　又云先兄體貌豐偉唾痰甚多脉洪有力殊不耐勞遇風頭暈欲仆口舌欲裂或至赤爛誤食薑蒜少許口瘡

益甚服八味丸及補中益氣加附子錢許卽愈停藥月餘諸症仍作此命門虛火不歸原也以上十條葢立齋先生治命門火衰吐痰虛症也其治陰虛諸痰亦晰治甚良夫先生一代醫聖千載宗工叨徼武世雨廟宸眷最渥時工部陳禪林光祿鄺子涇羅工部諸君尚違先生之治茸心任時師攻伐喪生餘可知矣自王節齋老痰丸王隱君滾痰丸之論一出舉世爭相艷習不顧敗胃瀉陽無辜

生靈殞命於二王作俑可勝哀悼然二王之法只可投於元氣壯實積熱爲患者暫用亦得見効也故洴督學西衢葉敬君先生序類經文云余初與景岳交自癸卯歲始余以苦心誦著耗脾家之思慮兼耗腎家之伎巧於是病泄瀉者二十年醫家咸以爲火盛而景岳獨以爲火衰遂用參术桂附之劑培命門之火而吠者競起余獨堅信不回服之五年不輟竟使前病全瘥而脾腎還元余之敢

於多服者膽力之决斷也景岳之敢於多用者識力之明透也非景岳不能有此識非余不能有此膽余兩人之相與亦奇矣嗟乎欲治命門而舍桂附非其治也而先生所云吠者競起則時名諸醫竟不知命門爲何物乃謂乂寫屬火盛謬滋大矣而余之治曾奕昭陳泰宇以補母之藥反貽同道之誚不亦宜乎夫先生以吠喻時名之醫雖其言固太峻而揆之情理殊爲恰當但愚以爲應用桂

附而不用桂附與不應用桂附而妄用桂附皆哭
之屬也應用而不用則爲膽小無識而誤人不應
用而妄用則爲膽大逞臆而害人悞人而因循致
死與害人而逼迫隨亡均有罪耳今之醫者不明
陰陽水火虛實眞假之義而只見病治病縱巧可
獵虛聲術足弋實利口給求售喜動王公架列百
氏之書日應千人之請吾恐開口便錯庸妄取罪
不能免巳陶節庵有云殺人不用刃者政此謂歟

大要病之輕而緩者固可投以和平之劑優游取効而症之重而速者生死呼吸亦猶迂緩漫視坐失機宜可乎臨病之工不可無此一段膽識庶無負司命之責云爾

甲申孟春萬兵周開夫年踰六旬初因齋捧之役修途中濕歸病瘡瘍延外科投清火寒劑竟至敗胃便脫方悟服益火藥漸愈嗣因奉委夜巡復感風寒嘔痰少食請余診視六脉絃實右關尺絃細

余曰此非瘵乃脾氣敗而津液上脫也斷以難越三月至二月中旬果歿愚意瘡瘍諸疾悉屬藏府有傷顯症於外故薛立齋先生謂十三科皆是一理因見外科之醫固執局方不循表裏虛實經絡藏府之宜而誤人者衆遂大發所藴皆內外合一之道對症處方隨手而愈世人奈何視瘡瘍爲纖疴不顧虛實輕服凉劑苴以性命陷於粗工之手可不戒乎

壬午冬猶子望久患疥瘡頻年治療不痊一瘍醫令吞水火丹正在升煉余見之曰用此將求死乎夫水銀性至沉寒假以烈火煅煉轉爲燥毒之物柔弱腸胃能堪此銷爍耶若輩謬妄傷人卽寸磔不足以盡其辜矣余教服六味丸不終劑而愈此薛立齋先生治法也諸家方書皆指疥癬爲陽明經濕熱之病獨先生則歸本於足少陰謂係腎經虛熱所致如此卓識洵越千載而上之矣

癸未夏連參天從毋一婢足面生瘡經年恪服解毒寒劑且令足心頻踐磚石竟不斂口余見其頭傾面黯謂連曰死期近矣察其脉症胃敗便脫斷以入秋當發已而果然大都一切瘡瘍皆屬足三陰血虛所致至瘡口不合乃脾氣敗也縱初起毒盛熱熾察果體實氣旺消解涼藥只宜暫投少俟熱勢稍退卽當以益氣補血健脾爲主脾氣充則肌肉自生陰血旺則舊瘀自消無有不瘥何至喪

生○

癸未春、慶城鄭姻親之內年踰四旬○懷抱鬱結○嘔痰少食○胸腹疼脹○雖盛暑猶褁首着綿○六脉浮結或時煩渴不寐○余曰○此命門火衰元氣虛寒症也○投以六君、加薑桂及八味丸與服○彼能恪遵余法○不惑於衆論○周兩月而諸症全瘥○

左腎水衰陰虛發熱症

甲申首春、連翔梧年踰五旬○素多姬妾○持籌離務○

心腎兩虧發熱唾痰陰痿足軟頰紅肉脫腸結便溏脉左浮緩無力右亦洪大不匀先數醫治以款冬、麥冬、橘紅石斛貝母之屬日嗽痰十餘盌神倦增劇余曰此爲鍾情枕席久竭精血病以漸致其嗽而發熱者乃腎水枯火無以制因而升尅肺金若痰則腎液上湧不能四布非出于脾也頰紅者火灼肺而外徵也肉脫者脾氣衰火不生土也脉肝腎浮緩此爲受尅于金土勢應不起獨是胃氣

未敗飲食如常尚猶可救但非恪服二百餘劑不
能見効法須壯水之主以制陽光用六味丸減澤
瀉加人參龜膠炙草等藥服數日痰嗽頓減日只
盌許體不甚倦至四十餘劑病固未減症亦未增
余曰盃水車薪安能驟愈須寧耐久服藥力既足
病魔自解耳彼不信別延數醫皆力任以為投十
餘劑可愈甫兩服而唾痰如湧胸膈脹悶察之乃
瓊玉膏大都皆甘寒瀉火之藥始信余言復再延

治余曰此症本入死法初尚恃天生一綫胃氣留連未斷爲之少延殘喘今敗于寒劑土氣將絕無能爲矣入秋當殞辭不治別請張明卿張調連參天曰諸痰屬脾非出于腎怪余創言腎經有痰連語及傳示以立齋醫案始無辯又刺余曰若依立齋法治虛癆當無功余隨轉一語曰憑丹溪尚有罪耳張僅投以四白散之物固知命在垂亡藥石難甦弟立齋法最善未可輕詆也翔梧至八月十

四日果殁余爲備悉始末以告同患再錄立齋陰
虛治驗於後立齋曰愚按虛損之症該若腎經陰
精不足陽無所化虛火妄動以致前症者宜用六
味地黃丸補之使陰旺則陽化若脾虛不能生腎
陰陽俱虛而致前症者宜用補中益氣湯六味地
黃丸培補元氣以滋腎水若陰陽絡傷血隨氣泛
行而患諸血症者宜用四君加當歸純補脾氣以
攝血歸經又曰凡男子少年色慾過度先見潮熱

盜汗咳嗽倦怠等症此屬足三陰虧損虛熱無火之症故晝發夜止夜發晝止不時而作當用六味丸爲主以補中益氣湯調補脾胃若脾胃先損者當以補中益氣湯爲主以六味丸溫存肝腎多有得生者若誤用黄栢知母之類則復傷脾胃飲食日少諸藏愈虛元氣下陷腹痞作瀉則不可救矣又曰秋官張碧崖面赤作渴痰盛頭暈此腎虛水泛而爲痰用地黄丸而愈又云若腎虛陰火炎上

宜用六味丸若腎氣虛寒痰上湧用八味丸若因肝腎陰虛而痰中有血者宜用六味丸若腎氣虧損津液難降敗濁爲痰者乃真藏之症宜用六味丸爲主腎氣既壯津液清化而何痰之有哉又云大凡潮熱發熱晡熱者五藏齊損也宜用六味丸氣血虧損者須用十全大補湯又云大叅李北泉時唾痰涎內熱作渴肢體倦怠勞而足熱用清氣化痰益甚余曰此腎水泛而爲痰法當補腎不信

另進滾痰丸一服吐瀉不止飲食不入頭暈眼閉始信余用六君湯數劑胃氣漸復却用六味丸月餘諸症悉愈又云上舍陳道復長子虧損腎經久患咳嗽午後益甚余曰當補脾土滋化源使金水自能相生時孟春不信乃服黃栢知母之類至夏吐痰引飲小便頻數面目如緋余以白朮當歸伏苓五味陳皮麥冬丹皮澤瀉四劑乃以參耆熟地山茱爲丸俾服之諸症頓退復請視余以爲信遂

用前藥如常與之彼仍泥不服卒致不起廣吉士黃伯鄰發熱吐痰口乾體倦自用補中益氣湯不應余謂此金水俱虛之症兼服地黃丸而愈一男子腿內作痛用滲濕化痰藥痛連臀肉面赤吐痰脚跟發熱余曰乃腎虛陰火上炎當滋化源不信服黃栢知母之類而歿又云按內傷發熱者因飲食過時勞役過度而損耗元氣陰火得以乘其土位故翕翕然而發熱宜用補中益氣湯以升其陽

若因勞力辛苦入房不節虧損精血虛火妄動而
發熱者宜用六味丸以補其陰不可認作有餘之
火而用黄栢知母之類也又云舉人陳履貞色慾
過度丁酉孟冬發熱無時飲水不絶遺精不止小
便淋瀝或用四物芩連之類前症益甚更加痰涎
上湧口舌生瘡服二陳黄栢知母之類胸膈不利
飲食少思更加枳殼香附肚腹作脹大便不實脉
浮大按之微細余朝用四君爲主佐以熟地當歸

夕用加減八味丸更以附子唾津調搽湧泉穴漸愈後用十全大補湯其大便不通小腹作脹此直腸乾澀令猪膽通之形體殊倦痰熱頓增急用獨參湯而安再用前藥而愈但勞發熱無時其脉浮洪余謂其當慎起居否則難治彼以余言爲迂至乙巳夏復作乃服四物黄栢知母而殁　以上十五條舉其大畧乃立齋先生治陰虚唾痰諸症勞損之方法也先生治必求本滋培化源迥與今古

諸氏不同高明之士欲會其全須察其全案可也

消症

甲申冬連參天患勞力感寒脅脉獨遲余投以溫經湯加薑桂三劑得愈令其且密室靜持越三日因鹺務勞鬱遽病中消每日倍飯不飽食少遲則嘈雜如欲嘔血狀意疑前劑加薑桂太燥余曰此因病虛肝火侮脾故獨中焦受爍但兩尺仍遲非可以消劑治也不信一醫以前湯加麥冬白芍雖

消症頓瘥飲食如常其大便又至滑洩再延予治令其恪服歸脾湯加桂附骨脂吳萸至十劑泄止始大安則消亦有寒者余稽百氏方書咸言三消悉屬火病治須凉劑至內經氣厥論曰心移寒于肺飲一溲二死不治可見少飲多溺及老人陽虛夜溺無度皆寒消肺腎金水衰竭之病而世鮮有知之者附張景岳治一消症於後以廣俗眼　張景岳曰予嘗治一縉紳年踰四旬因案牘積勞致

成大病神困食减时多恐惧上焦无渴不嗜汤水或有少饮则沃而不行然每夜必去溺二三升莫知其所从来且半皆浊液最后延余诊视因相告曰自病以来通宵不寐者已半年有余即间有朦胧似睡之意必梦见亡人凶丧等事鬼魅相亲其不免矣余曰不然此以思虑积劳损伤心肾元阳既亏则阴邪乘之故多阴梦阳衰则气虚阳不帅阴则水不化气故饮水少而浊溺多也阳气渐回

則陰邪自退此政内經所謂心移寒于肺飲一溲二之症耳病本非并輕脉猶帶緩肉猶未脫胃氣尚存可無慮也乃以歸脾之屬去白术木香八味之屬去丹皮澤瀉一以養陽一以養陰出入間用至三百餘劑計人參二十餘斤而後全愈此非神消於上精消於下之症乎可見消有陰陽不得盡稱爲火症姑記此一案以爲治消者之鑒噫景岳其神於治乎

腎虛遺精

甲申秋孝廉曾奕乾次子患遺精三年百治不痊六脉滑緩無力余曰此腎氣下陷脾虛不能約水諸醫拘執方書療以固澁之藥是治其末而忘其本也余以補中益氣湯去柴胡陳皮加五味阿膠熟地石棗等物投兩劑卽止仍製加減六味丸與服絕不用龍骨牡蠣金石慓悍之屬金櫻粟殼壅塞隊道之物徒傷腸胃經絡耳　余每治此症率

用前藥爲主量加增減無不愈者

脾胃虛熱病濁

甲申季夏漳庠林震伯素善飲因修途勞頓饑飽失時復冐暍病白濁經月不痊余察其前治非辛凉瀉火則滋補壅塞遂致小腹脹悶或氣喘拒食六脉滑數無力余曰此中宮虛熱津液下陷膀胱氣化不能分泌以歸脾湯去棗仁木香加炒梔半夏車前黃連服七劑濁止便清神思逸爽　夫遺

精濁屬腎虛濁症多屬脾熱治法固殊然亦有寒熱虛實之別

脾胃積熱病濁

甲申仲春一健卒甫三十素善飲喜啖辛香病濁竅痛余以二陳湯加芩連龍膽赤芍車前投兩劑即止　如此實症本無難治若槩施補必變他症

腎虛遺溺症

余猶子知白一兒年十三四每夜尚遺溺一二次

余曰此腎氣虛弱不能約液也令服六味丸去澤瀉丹皮加五味遠志鹿膠服數月前症頓瘥且復英爽

諸失血

愚按失血諸症經書論之詳矣然而有五藏六府之殊陰陽虛實之分升於上屬陽爲逆脫於下屬陰爲順出於肺者爲咳血爲嗽血爲衂血出於心者爲勞血爲舌血出於脾胃者爲吐血嘔血出於

肝者爲鬱怒吐血出於腎者爲咯血爲唾血出於皮膚毛孔者爲溢血此皆陽火挾血以上越也溺血則主膀胱也淋血則主小腸也痔血則主胃經也便血固主大腸有屬風邪下陷者有屬鬱火侵脾者有屬濕熱傷脾者有屬積熱滯下者此皆陰火爍血而下行也又有熱入血室寒襲衝任則爲蓄血又有寒傷經絡而脫陷則爲無火之症也在婦人暴脫則爲崩徐滲則爲漏胃虛而濕熱乘之

則爲赤帶從生戸而出者方爲崩爲漏爲帶從大小便而出者雖治法與男子同而得于胎前產後半產小產之中則又不同也若暴吐暴衄暴崩不止則爲孤陽絕陰氣血兩敗也亦當察其老壯虛實以决生死論其方法有易治者有難治者有不治者有不治而自愈者有錯治而變他症者有久治不愈而喪生者有獨見血症者有兼他症而並見者悉當察病原之淺深年力之衰旺六脉之宜

忌與元氣之虛實寒熱法有必中劑無妄投躋夭札于壽域庶幾得之矣若以爲屬火屬熱一槩混用涼劑溢劑在治實火實熱則可而屬虛火虛熱與無火無熱之症未有不敗胃傷脾絕生化之源而速人于死者可勝道哉　大都失血之脉宜沉細濡弱或浮沉和緩或洪大不數或浮沉滑緩或虛微或暴吐暴脫而六脉俱伏此脉與病合則爲易治或見浮芤浮革或浮沉皆濇或結或短此脉

屬虛而病屬重則爲難治治得其宜亦多有瘥者如見浮數洪數或細數不鼓或浮大而散或促代無力或如滑而無胃氣或弦牢或實大或細小勁疾此病與脈反則爲不治縱有盧扁亦爲之束手矣故經云陽道實陰道虛越人曰要爲虛牢爲實

失血者脈宜沉細反浮大而牢者亦虛病見實脈也夫血濡脈絡體主陰靜血未失則脈絡濡軟而和緩及火熱迫血外溢眞陰耗竭則成陰絕陽亢

火充空舍而見實脉致孤陽用事豈能獨生哉
又須以色爲診凡失血之後或面色帶黃青白有
神或目瞑合喜睡或肢體温和飲食如常或不喜
高聲聲微不厲此爲順無別刑剋症候稱易治若
其面色青黯無光或兩顴暴赤唇口如朱或乍起
乍眠煩燥不寐或身體大熱或四肢厥逆或氣喘
息粗或揚聲厲語或譫狂神昏或循衣摸床肉瞤
筋惕或自汗如雨頭汗獨見或周身厥冷顱顖獨

熱或眼眶暴陷或口渴思水或肢體腫脹或臍腹絞痛不休或胃氣已敗嘔吐拒食此皆凶候不治也　又當以血之色而論將水試之浮於上爲心肺血沉於下爲肝腎血不浮不沉王脾胃中州之血此特大槩然耳肺血色淡有沫心血赤如塗朱脾胃乃多氣多血之經其色不淡不紫其質不清不濃肝血濃濁結塊腎血則夾痰紅一縷或色粉紅此爲金水枯竭肺腎俱損而待斃又有肝腎兩

敗始由腎炎水涸繼因肝火獨熾而結塊凝重暴吐不休者爲不治大腸便血則當察其屬便先爲舊瘀屬便後爲新脫與小腸膀胱溺血淋血亦當詳其多少清濁至吐衄而口鼻俱出者則爲下厥上竭之症及痢血而青黯如苔者此肝藏已敗皆不治也婦人諸血亦當視其多寡清濁診脉虛實隨症施治故經云至微者理至顯者彖根於中而徵於色不容不辨也　其治之之法有經治者余

列其醫案於後未經治者余詳其臆說于中隨症

叅解庶無遺法亦無枉死

肺脾陽虛哮喘嗽血

甲申春舍親鍾玄珠素患哮喘面目青白體羸惡

寒冬劇夏愈遇勞益甚初服溫劑尚得痊可輟藥

年餘因欝復發哮喘不休唾血淡黃有沫余察其

六脉浮滑緩弱謂屬陽虛應須六君主治彼惑於

衆論指爲陰虛唾血恪服清火滑潤之劑前症不

減幸喜鰥居元氣尚實茀臨箸每厭肥甘胃氣不無暗損

心腎虛勞吐血

甲申孟秋晦夜社友鄭去華季郎英年弱質芸窻勞苦復戀幃幙患前症經治數月增劇延余診視察其面色嬌紅喉喘有聲六脉滑數無力及詢前方乃用犀角地黃湯倍黃連余曰此爲根搖葉枯心腎兩虧之症若初治得用純甘至靜壯水固脾

之劑尚猶可救而乃以療胃經實熱吐血之藥混
治虛勞吐血寧不敗胃傷生余議每劑用人參一
兩爲君佐以養血滋腎藥數品倘得服十餘劑脈
症漸減庶幾可治彼意以余言爲妄次日別延仍
治以苦寒止塞之劑血頓止至八月廿五日而歿
嗣後去華抵雲間訪內姪太守陳謙夫因晤名手
李士材談及乃郎前症謂廣延救治獨有敝社蕭
友令余每劑投參一兩余疑不用李曰此症乃陰

陽兩虧心腎將敗每劑須參二三兩方能納氣歸原引血歸經蕭固知用參而僅投一兩必遲奏効去華歸因以告余又以李刻醫宗必讀一書示余不謂六合寥廓之内亦有臭味同氣之士是先得我心者也　李號士材諱中梓其先人官吏科君亦明經薄仕而隱于醫博洽洞曉具有絕識閱其所刻僅五冊詞簡而明法精以詳允爲當世正法眼余婆心熱腸每欲遠訪衆印疑義而苦爲兵戈

梗道有志未遂俟之他日耳其前書當附驥於立齋先生而凌駕於劉朱之上余期鳩工重梓以廣其傳先爲摘出以告同患者

肺經風熱咯血

甲申季春吳門表侄婦脾胃素熱因冒感風邪目澁鼻乾自用薑湯連三晨咯血數口又恣飲藕湯益增煩脹夫所謂外感者從外而入必令從外而出薑湯獨力既難奏効藕湯涼澁復閉外邪用解

表劑人芩連天花粉一服即愈

胃經積熱吐血

癸未夏内弟陳克輝英年氣盛連宵痛飲復啖炙煿數日胃口嘈雜嘔血碗許脉洪緩有神無別兼症投以犀角地黄湯入天花川連連三劑仍令恣飲藕湯得全愈切前湯寒凉瀉火本以治脾胃實熱積熱之症効如桴鼓時醫不知謂其有驗輒移以治虛勞失血遂致敗胃瀉陽陷人於地猶然不

悟豈知年有老壯體有虛實症有寒熱隨宜施治
自當奏效其可一槩混投乎

脾腎兩經虛寒下血

甲申夏庠友林鼎萬長女適余內侄陳昌元者年甫二十元氣虛寒面色青白肢體頻冷嘔痰飽脹小便清利患大便脫血數月不瘳脉沉伏如無肴骨重尋方見蠕動余曰脉症相符此藏氣虛寒脫血也投以十全大補湯去川芎白芍加熟附炮薑

少佐升麻僅服四劑便血頓止神思健爽胃強亦喜納食若以爲此症屬熱妄投寒劑必無幸矣

脾胃兩經久虛便血

戊寅中夏因訪東膠殷州守與其同年朱明祉孝廉同居停余見其面色青黃日數赴廁因詢之朱曰初爲感寒過飲薑湯患内熱脫血隨治以芩連寒劑即愈及秋北上勞頓復發依前方修服至次劑拒吐不納遂輟藥惟茹澹靜攝兩旬方瘥頃爲

荒途冦警驚勞仍作歷今三月且復倦怠增劇延數醫皆力言須投寒劑畏而不敢從余脉之六部皆沉緩濡弱此亦易易治耳但須廣費梜頭朱曰、得三載沉痾頓瘳何惜銖錙且圖珠環以酬明德余曰、公始受辛熱投以苦寒對症之劑宜乎即愈矣但熱氣雖消而廣腸血竅尚未斂合故每遇勞輙發夫勞則傷脾脾傷便不能統血以致下陷循故竅而出實因于勞非出于熱也因憶楊仁齋有云病久熱衰則尊症不得為熱明矣柰何執投前劑苦寒敗胃夫安得不吐及病三發而元氣愈虛是以愈虛愈脫愈脫愈虛淹延歲月而增困也治須純王至靜固中滋補之劑方可搏挽生機耳朱遽起席拍案大呼曰得公數言便足起吾膏肓奚翅藉籠中之援乎吾三年中歷游秦楚齊梁徧訪炫名諸醫並未有如公之從本源發揮者余以熟地為君參耆歸朮為臣丹皮炙草五味知母伏苓

阿膠等藥爲佐引用柴胡升麻爲丸與服仍令兼飲歸脾湯畧用加減兩旬血減半胃氣漸健踰月面轉紅潤諸症如失及臨別厚遺金帛余峻辭不受曰投歡傾蓋誼重金石濟人盛事敢望報乎後聞王鹾林金粟長郎年尚英壯亦患前症歷延名醫皆治以凉血清火之藥歲久彌劇每觔丸劑尚加川連至四五兩竟至敗胃瀉陽而欬可不痛哉余以世誼往弔始悉其詳雖方書有云脫于下

者屬陰爲順若如此錯治是反逆矣

脾肝腎虛損吐血

甲申春王芝提先生次郎則奚素喜怒屢患血症仍不守禁且戀帷幙面色青黯骨蒸潮熱因數宵劇飲僮僕忤意怒火升炎迫血暴嘔初療不愈越四日延余察其六脉絃硬且少胃氣謂此症須參或可救彼疑不服姑投以靜血順氣平緩之劑四服毎日僅噃血數口喘脹亦平余曰症雖漸減脉

全未復非遵用葛可久獨參法必無瘥理但恐尚遲耳彼始驚悟緣枝頭偶乏之索逋於鄰友不能卽應拍案嗔呼血復上湧不止時在坐邵是龍善脉亦謂金水已敗法在不治至夜而殁

心肝腎虛損淋血

癸未春郡司馬朱六間公年五旬艱嗣不慎酒色飲食起居失宜面目青黯怒則暈眴大便秘塞脫血小便淋血如割屢治皆清火通淋之劑反加劇

脉沉遲兩尺帶澁余曰、此乃腎水枯竭不能滋生肝血遂致虛火上炎移熱二腸延血下竄因而隧道澀枯妨礙升降故每欲便塞疼難堪須用甘溫之劑滋益化源補養肝木使陰血盛則津液充而淋秘自解矣公曰會向未有談及此者令投補中益氣湯去柴胡倍人參加牛膝少佐肉桂丸用加減八味入人參茯蓉遠志服踰月漸次而愈

心脾鬱熱淋血

壬午孟秋、余因訪寧庠林馨公、會間有同社鄭友者云、經月病魔侵纏、不堪屢治罔瘥、詳言乃知患淋、余曰淋症有虛實寒熱之殊、今公年未三旬、元氣充實、而修途勞竭、飲食不調、復喜火酒、脾受積熱矣、時當炎令、丁火司權、丙火協應、故心移熱小腸、五火因而內灼、上肺燥口渴、下腎燥淋結、前劑八正五淋、只專治淋、而未知清水上源、滋益肺金、故不效、授以二陳小柴加龍膽知母麥冬木通一

方與服首劑知減數劑全愈未幾入闈神思爽然

前湯小柴龍膽乃清肝火之劑肝爲心之母未有母安而子不靜之理况龍膽善治實熱諸淋數功極速若人參知母麥冬黄芩皆益水上源清金潤燥之要藥也木通雖曰通淋引藥入心不止散小腸結熱耳佐二陳則使健脾而速于運行藥力也

心肝腎三經勞鬱吐血

甲申孟春、連友韮天、素體孱弱。喜親芸案。便赤夢
遺。燈宵競逐。觸事忤意。遂患前症。嗽痰甚多。初療
降氣清火之劑。不瘥。至二十一日、延余診視。脉兩
寸洪大。虛濶關尺浮緩無力。余曰、血症本非難治。
但元氣虛脫。上浮肝腎。皆得尅脉。幸喜不數。然須
久服參耆純王之劑。方得平復。若用苦寒錯治。必
至成療。議以加減八珍湯。彼疑參難療血。仍延前
醫。及二十四日增劇。復再延余。投以前議藥四劑。

噀血遂止。經旬潮熱亦減，惟脉未復，每多言痰嗽不止。少勞夢遺頻作。余曰：心腎不交，陰陽虛極，必經年勿輟良劑，自可奏效。始信余言，恪守禁忌。計復過丸劑七觔，湯劑八十餘帖而愈。至酉春，乃兄延余、甞天，亦以脉求，胗察其六脉相生和緩，有神。兩尺沉實，當主有喜。甞天曰：已得孕兩月矣。至秋果舉一子。

又

同時有西關外陳子珍庠生、亦患前症。因療數月不瘥。至四月十一日、延余察其病源。脉症皆與連翁天相同。余議投參术熟地。主治彼謂血無補法。熟地性溫。參术助火。誤服寧不喪生。反生譏誚。仍照前醫治。恪服苦寒清金之劑。經年漸篤。至次夏嘔血不止。又用止塞之劑。致腸結脹痛。踰旬瀕死。別請瘍醫。令其刀刺肛門。潰膿數盂而殁。

脾肺腎積勞便血

癸酉夏，家大人署临邛，因较生童，邀学博彭予白先生衙斋阅卷，余得与促膝谭欢，五晨夕。先生尝以病脱血为苦，叹屡治不瘥，察原委，盖为素下帷诵著，无间寒暄，积劳所致。余以为劳伤脾肺，即胥家伎巧，亦为之竭矣。问曰：得无遇事过极时而火热升燎首面乎？先生曰：政苦有此。爰症叠投芩连清火之剂，漫不应法，几穷矣。脉之，六部沉缓，投以六味加五味、肉桂、人参一丸方，先生复云：血症可投溫劑乎余謂其脈沉緩屬虛寒非溫劑不能愈血症也仍陳以薛立齋醫案始信服初只每日服錢許越數期漸劾乃增至數錢經三月五載沉疴頓瘳嗣登甲戌第司理漳郡家大人以丙子歲歸田先生邀抵官衙余亦往從款洽踰昔詢前症不作猶服六味方無間云

產後吐血崩血

癸酉仲冬時在益郡署中先室分娩受寒胎衣不

下血漬盈盆越七日因怒嘔血少止復暴崩如湧兩眼瞋合四肢冷厥不省人事脉六部沉代勢屬危急余即以人參二兩爲君黄芪歸身附子炙草各二錢爲佐入山漆三錢武火促煎仍請蜀藩良醫胡君商治胡至胗視曰脾爲統血之原今肝木凌土固中歛血須加白朮余如言治之藥半晌目轉氣舒脉復漸甦至十三日肢體忽腫又治以十全大補湯去芎芍加炮薑七劑始退再延胡君議

修補養之劑胡曰前症眞陰暴絕已入死法今尚
勤加調攝勿輟良劑亦可少延數年自是冬冬而歷
甲申季夏一十二載經水斷絕盛暑猶着綿衣暫
離參數日便病暈眩喘脹計服過人參十五斤有
奇丸劑五十餘斤湯藥千五百帖而終不免於一
死祇因數載以來俯仰之資參難措置至甲申仲
夏余緣洪江之行復觸事火升作渴誤嚼荸薺數
枚遂患格症食入即吐胃氣遽絕日只飲水碗許

絕穀四十九日而殘殘時肌體豐潤如生可知參
功累積造命非小每恨需參難繼殗殜枉夾致令
結髮參商哀腸寸斷余幾無以爲生矣

產後蓄血兼症

癸未仲冬方天柱冢婦係余妻妹素勞鬱將產坐
草〈黑苍〉初數醫所投非辛發即平緩之劑漸增劇
越五日延余治之察其脉症寒熱自汗喘嘔拒食
燥譫不寐心腹脹痛大便裏急后重脉見結代三

至一歇危篤瀕死投以參耆歸朮桂附加五味升
麻炙草等味彼疑未用復轉質于內兄陳青雲雲
亦知醫以爲非此溫補之劑不能挽回始信服不
終劑而熱退汗斂靜睡半日醒知索粥脹消痛減
脉漸復再劑惡露始行血塊亦下三劑脉仍結余
曰夜來莫非減參乎渠云果只用五分至四劑令
加二錢而諸症如失夫前症寒熱自汗乃陰虛陽
脫也嘔喘拒食乃肺逆胃寒也煩譫不寐乃陰寒

已極而陽暴越於上也心腹脹痛乃衝任受寒瘀血停蓄也裏急后重乃脾氣下陷前醫誤以爲痢則謬也脉見結代乃胃氣暴虛不能接續也若謬妄錯治能免虛虛之禍乎故丹溪有云產後須大補氣血爲主縱有他症以末治之如惡寒發熱者乃血氣虛弱之極也須用大補湯治之余每遵此法以溫補療產後疊投疊中先哲法言豈欺我哉

肝胃鬱熱咯血

甲申季夏、姜子社續絃少婦病潮熱喘嗽、經水澁少、每鬱卽見膈脹拒食、遇啖辛熱咯血、口乾、脉絃滑微數。姜以爲瘵。余曰：甫笄、陰血未充、五火易動、因循不治、亦能成瘵。投以六味地黄加炙草、黄芩、麥冬、知母、阿膠爲丸、服月餘、諸症俱失、且復舉孕。

肝腎鬱熱赤帶

甲申春、里中一寡婦、甫三旬、時或增寒發熱、通宵不寐、時或經晝昏暝、呢喃獨語、遇勞肢體厥冷、每自用薑葱解表遂致停熱脾胃乗虛下注而患赤帶脉沉伏若絕重按洪實搏指余以爲相火蘊隆內眞熱而外假寒用四物湯加黃連龍膽炒梔知母伏苓木通投八劑諸症悉平褚澄以僧尼寡婦異其治誠然

脾胃積寒赤帶

癸未秋東表龔門一妾年踰三旬娩未百日慾啖生冷嘔吐臍疼病白帶月餘行經衝任冐寒發熱

煩渴赤帶頻下脉沉遲無力此内眞寒而外假熱之症用四物二陳加炮薑肉桂木香少佐升麻丸服閲月而愈

經水先期而至有虚實之異

余侄女年甫笄素體瘦實喜啖薑蒜每經行先期而至脉沉數此脾胃蘊熱迫血下行令其淡飲食用清凉之物踰後如期而至

又

乙酉秋、連都閫嫡母、年將五旬、素未舉孕、懷抱鬱結、亦患經水先期而至、頻漏不絕、暈眩發熱、脉見浮葦無力、余斷以鬱火凌脾、氣虛不能攝血、作虛熱論、用八珍湯去川芎、加黃耆、續斷、阿膠、少佐升麻、踰旬而瘥。

肝經暴鬱吐血

癸未夏、望八馬思才之內、年踰五旬、偶因外事忤意、怒火激血上越、日吐數盆、脉洪緩、余投以逍遥

散去白术、加黄連炒梔丹皮、四劑卽愈　愚按血
症多端、尙有九竅血溢者、有肌膚血溢者、有舌血
䶊血汗血、有顛頂出血者、有從腋胯而滲者、無非
火傷經絡、亦當察元氣之虛實施治、不可偏執苦
寒之劑也、昔明醫呂滄洲治一人、偶撥膕中、疥出
血如泉、不止、公視時已困極、無氣可言、脉惟尺部
如絲、他部皆無、乃以四逆湯加荆芥防風、其脉漸
出、更服十全大補湯一劑遂瘥、又治一貴客患三

陽合病脉長弦因渉海爲風濤所驚遂吐血升許
且脇痛煩渴譫語適是年歲運當左尺不應諸醫
咸以爲腎絶公曰此天和脉當無憂也遂投小柴
胡湯減參加生地倶其胃實以承氣下之得利而
愈若公者法無偏執藥隨人授人知寒藥之治血
而不知其熱劑之囘生非全識也再錄立齋方論
于後　立齋曰愚按劉宗厚先生云榮者水穀之
精也和調於五藏灑陳於六府乃能入於脉也源

源而來生化於脾總統於心藏受於肝宣布于肺施洩於腎灌溉一身是以出入升降濡潤宣通者由此使然也故經云氣主噓之血主濡之又云肺朝百脉之氣脾統諸經之血氣血爲人身之橐籥也觀此多因飲食起居六淫七情失宜虧損元氣以致諸經失職不能司攝法當調補脾肝之氣使血各歸其原諸症自愈矣若潮熱咳嗽而脉數者元氣虛弱假熱之脉也尤當用甘溫調補脾胃爲

善。立齋又云：古人治血症諸方多用寒劑，惟上古之人形病俱實者宜用之，今之患者多屬形病俱虛，治者當求其屬而主之。若前症鬱熱傷肺而衄血者用黃耆益氣湯；肺氣虛熱不能攝血而衄者用四君子加芎歸五味；鬱結傷脾而嗽吐血者用歸脾湯；胃經有熱而嗽吐血者用犀角地黃湯；胃氣弱而嗽吐血者用四君子加芎歸升麻；腎經虛熱陰火內動而咯吐血者用六味丸補中益氣湯怒動肝火而見血者用加味逍遥散腎涸肝火動而見血者用六味丸雖曰血得熱而錯經妄行亦有衛氣虛不能統攝榮血而爲妄行者不可不察已上諸症皆屬足三陰虧損虛火内動所作非外因所致者宜六味丸補中益氣湯滋其化源是治本也其因甚多不能枚舉治者當臨症而制宜庶無悮矣　立齋又云勞嗽見血等症有勞傷元氣内火妄動而傷肺者亦有勞傷腎水陰火上炎

而傷肺者有因過服生地天門寒藥損傷脾胃不能生肺金而不愈者有因誤用黃栢知母之類損傷陽氣不能生陰精而不愈者凡此皆脾肺虧損而腎水不足以致虛火上炎眞藏爲患也治須補中益氣湯補脾土以生肺金用六味地黃丸滋腎水而生陰精否則不救

乙丑歲余寓楚時適有僕婦年踰二旬每患便血醫投以藏連丸隨服隨愈　先是同社一劉友貌

英偉。善屬文。亦病便血。服香連丸。經歲不瘥。飲食如常。抵冬娶親。輟前藥。卻愈。次夏患痢。且能健啖起居不倦。醫者投香連丸之劑。僅四服。至夜發厥而歿。惜哉。大都積服寒劑。脾氣由漸而傷。及娶親後。精血日耗。元氣不支。故遇蹶卽仆。理也。譬如家國之亡。任用匪類。非陽喪於剛愎之小人。則必陰敗于柔遜之奸儒。禍非旦夕。有由來矣。　再按婦人崩漏諸症。雖云血熱妄行。治以四物湯加芩連之屬此古今通用常法也多有先由勞傷中氣或脾氣素虛不能統血繼因邪熱迫致妄行者初起用前湯數服不止則當用東垣當歸芍藥湯補之若因循日久淸氣下陷則服補中益氣湯以升舉之經云陽密乃固先哲云血脫益氣此良法也葢血虛須兼補氣夫血猶水也氣猶隄也隄堅則水不橫決氣固則血不妄行自然之理此方用耆朮爲主所以神驗世醫不達此理拘執方書率用涼

藥傷脾脾氣既弱安能固血因悞於劉守眞謂諸血無寒豈知諸血無實乎無實則虛虛則不得以無寒論也故特表而正之

目病最忌點洗

目注精于腎浥血于肝瞳一點水也褁以薄膜精瑩逺徹生身所恃其爲病也腎水虛則昏眊肝火盛則赤澁遇風寒則患瘇痛眵淚使肝腎得實縱冐外邪不能爲害唯肝腎一虧不値外邪亦自生

災。今見世人毋患目疾。只勤點洗。毋心受害。反以內養內治爲迂緩無功。良可哀憫。夫點藥乃用爐甘石爲君也。一經煅煉。性燥便妨睡精矣。麝香礦片。質主辛香。性善走竄經絡。衝關道路。則反引風入竅矣。琥珀珍珠石燕銅青。皆金石剽悍酸烈之物。愈竭津液矣。熊膽黃連。性苦寒而凝壅風邪。不得發越矣。其有壯年元氣健實者。患此惟清靜調養。少待經盡氣復。不治自愈。縱療以點洗。非藥之功也即衰老羸弱者不治亦只病氣留連猶無大害而一敷以前藥燥烈之屬削其薄膜走竄之物散其眞氣瞳精外脫廹而爲淚淚乾明滅不至於盲不已也豈目之自盲乎吾以爲一切眼病皆當於脾肝腎處尋源施治未有不瘳者東坡曰目病則逸之齒病則勞之治目如治民當如曹參之治齊治齒如治兵當如商鞅之治秦旨哉是言可不熟思哉因舉其經驗以爲龜鑑

甲申秋姜子社祖母年近七旬患風邪兩目赤痛延一眼科用點法越數日竟眇左眼又投以清火耗氣之劑轉增暈眩自汗右眼亦昏症劇延余投以補中益氣湯加熟地五味枸杞決明數劑汗始歛右目復明又子社張門姻母亦患此症彼年方五旬元氣尚實余令其寄室避風遇痛謹勿揉按有淚聽其自流寬心恬養兼淡飲食只寧耐七日投以清肝滋腎之藥數劑彼能守禁至期得復明

如初又余洪門表姊甲申夏患眼生𧀬翳延劉潤
初治之劉曰須內外兼治則可愈於是潤初崇療
其外余以健脾養血之劑滋補脾肝腎三經旬日
𧀬翳消而體健逾昔
戊寅春余因有東膠之行至夏先室病脾泄不痊
一醫用辛燥之劑服數旬泄得愈豈知前藥涸血
竟眇一眼右眼亦幾壞余歸急投以滋陰益腎之
劑三十服方得復明至左眼腎精不能上注目系

絕則莫療矣。

猶子允敷每患赤眼，六脉沉遲，余令其服八味丸，及恣飲雞酒隨愈。夫赤眼亦有寒者，豈應槩投涼劑乎。詳言數症以告患者。

重刻軒岐救正論卷之六

閩中蕭京著　男

醫鑑

僭評諸醫學識才品淑慝貞邪懸此明鑑願醫爲上醫願人擇好醫耳

明醫

粤自三皇肇端九臣翼贊剏垂醫藥救民拯物澤及當時恩垂萬世猗且休矣嗣有懷才抱德之士

繼是業者仰觀天象俯觀地法中觀人事察五運六氣之亢承明五藏五行之生克辨陰陽水火之升降躬涉遺編神遊聖域誦而能解解而能明明而能彰彰而能變化不窮治於未病察所由生別異比類診合十全顧何羡揲爪搦髓易形擅奇隱橋市壺習幻云秘哉明良之工世不常出直超儒僊千仞而上之矣斯爲明醫

儒醫

嘗稽秦漢以後有通經博史脩身慎行聞人碩儒兼通乎醫者精究玄機洞明至道每見立言垂教後學凜為法程若通顯之儒漢張仲景晉王太僕殷仲堪南宋徐熙唐許叔微明李瀕湖諸君是也若隱逸自高之儒西晉皇甫謐唐孫思邈王無功宋紀齊卿李東垣明張景岳諸君是也若有道因而得位之儒若唐許胤宗徐秋夫明薛立齋諸君是也故非儒則醫之術不明非醫則儒之道不該

醫固以儒重者也儒誠重矣而獨柰有跅弛之狂儒背經文而獨豳幻談又有踻蹐之腐儒守方書而昧通靈變又有鄉愿之賊儒存兩端而莫剖是非更其尤者高陽生之脉訣大爭至道馬宗素之鈐法殊戾宗傳僞褚之遺書倒裝五藏斯則冐竊儒名實皆蠹醫者也故檇李黃闇齋先生云非明理之儒醫書不可亂讀信然矣是所貴於儒醫者須具有大學問大見識大膽力特明眞假關頭不

失經權妙用方無忝此司命之責矣得進而醫國爕調元鼎壽君澤民躋世熈和斯又爲間出之眞儒已

隱醫

漢賈長沙有云古之至人不居朝廷必隱於醫卜司馬公亦曰達則爲良相不達則爲良醫於是丹溪先生反笈華山棄舉子業而即慨然自命曰士苟精一藝以推及物之仁雖不仕於時猶仕也若

人也苟全性命於亂世不求聞達於諸侯弁髦軒冕調元草野藴德潛脩斯云隱矣亦豈必遯跡幽巖忘懷胞與陶弘景雖掛冠神武而留方肘後江明達固不受宋室之官毋輒副明主之請是則皆隱而通不失其濟物之仁者也

德醫

昔明太祖治平天下首著陰隲録設醫局以惠濟群生宛與軒岐一揆達軼漢唐誠仁恩周溥無窮

○矣稽之往代若徐文伯、錢仲陽、楊士瀛、皆濟人爲心不計功利宋劉潤芳治貧家疾輒懷金置席下別時令家人自得之病者一喜而疾以解東坡亦常蓄善藥濟人二公存心固誠善但博施猶病日亦不足耳總不如存一個好念頭凡診疾無論貴若王侯卿相賤如倩儞丐兒皆一視同仁亦無計恭慢恩怨悉心救療遇有奇病未明我見不到處便令再延識者商治勿專私意勿諱我短勿沒人長期愈人病遇急來請勿避風雨此便是受用不盡的德也有等粗工庸手不習經書脉理不管病症重輕輕易投劑陷人垂死反謗正道負惡不悛見有此人便當逢人說害馬免使無窮生靈將來誤於此輩雖曰隱惡揚善固稱聖人若推擴聖人之心政要教無窮生靈避此粗工庸手安能恝然忍隱乎此非不存厚道但一片苦衷只知有生靈之性命不知有同類之包荒也且亦使若輩改心

易行轉痡手而爲良工儆戒一番望其同躋壽域
寧不大幸至有良工吾又逢人讚揚不啻口出暴
痡手之謬舉良工之奮總爲生靈起見何恤知我
罪我此尤是善用其德者也迦昔勲臣鄧禹十三
子各執一藝而業醫者四若公者勵操素絲享士
挾纊榮膺上爵柰何不遺子孫以溫飽而獨令其
役役於方技之列以竟所未竟之仁是公又世滋
其德矣

世醫

語云醫不三世不服其藥誠重之也又嘗有云得讀三家書亦是世醫流此語殊屬附會夫醫以世稱者乃丐治相承授受最精故得以擅名當代也且今昔方書不啻汗牛充棟何啻三家可資聞見可竟斯道以此而論可見世間業醫者僅熟高陽生之脉訣王宗顯之捷徑平居畧記數十湯頭遇病朗誦幾首歌括非專守河澗之法則偏執丹溪

之書詘李東垣獨理脾胃呋薛立齋毎重命門不曰傷寒專門則云雜病獨科求其始會其全由傳入約者無有也雖百世何足觀哉故宋龎安常不足父祖所授脉訣獨取素難究以玄微辨晰萬言垂訓千秋允爲拔出之英則犂牛犂角不爲世耀祗爲世累耳世醫云乎哉

流醫

誰謂萍踪浪跡中無高躅乎而至以醫出濟學術

淺深品格高下吾實無以窮其所自來矣惟有試之之法便可探索什一果屬精良尚恨見晚而與之商扶正教共濟斯民寧非厚願每見一二流屬亦能粗譚經方大率套語示辨及其處劑攻補混施識見膽力藐無一可吾知其遠離鄉井者志惟求食而已矣大都俗子聞風競新不察賢愚舍近騖遠間有縉紳亦踵此習政因踵此習而大家俗子益見縉紳許可者意爲佳士而亦踵縉紳之習

交相混也徒自誤已雖然登盡之人若唐湛一學識優贍知明百病虛實程鳳山能別陰陽傷寒而唐尤余所參印祗千百中二三耳

僧醫

陳眉公謂沙門爲一大養濟院姚廣孝位極人臣其姊一寠人婦耳向罵他做和尚不了嗟乎養濟院中杰出何英劉河澗衣鉢傳自浮屠一秃雖能宣明運氣每謂傷寒悉屬熱病又倡言諸病總歸

濕火又謂諸血無寒致今庸流偏宗其說浪劑殺人禍世不小世固誤於河澗而河澗實誤於浮屠也有自來矣余嘗見一二妄禿侈口談醫大乘經典誑言神授驚炫俗眼罪可勝誅哉試舉一二以證其謬余里林君向次郎本患夾陰證而乃枉殞於還俗馬僧河澗傷寒悉屬熱病之治又余胞妹丈係明經毛天羽長子少年不慎患陰陽俱虛潮熱發渴嘔悶便滑不進飲食一僧主治以六味丸

加黄栢知母幸余見而沮之始易方舉世醫流大都類此嗚呼生靈受害何日休乎

名醫

所謂名醫者、非明良之士乃庸手粗工藐無實學巧竊虛聲以炫人者是也陶氏序云、醫爲司命之寄不可權飾妄造今之承籍者多恃衒名不能精心研習郡國諸人皆向聲譽不取實學聞風競奬委命虛聲良可惜也徐春甫曰、術不精則殺人深怪世醫徒修邊幅習以口給凡有治療率爾狂誕偶然倖効需索百端至誤傷則曰盡命俗多習此爲套而曰醫學無難語云學到知羞處方知藝不精則又漸減愧耻之心矣支秉中曰昔越人因魯公扈志强氣弱足於謀而餒於斷趙齊嬰志弱氣强少於慮而傷於專乃飲以藥酒而易置二人之心使俱爲名士予觀今之求醫者率以有時名者爲重初不計其書之讀不讀脉之明不明謂之時

醫福醫名醫一承權貴所舉輙憑治療雖殺其身委命無怨故爲醫者徃徃奔走權門謟容卑態以求吹薦網利沽名知者笑議仁心仁聞毫蔑有也安得飲以藥酒而易其心乎但若輩病入膏肪牢不可破眞無法可治者區區藥酒云乎哉愚又以爲若輩形之龐也類有德聲之宏也類有能其黔之驢也夫

時醫卽庸醫

徐東皐云俗云明醫不如時醫葢謂時醫雖不讀書明理以其有時運造化亦能僥効常自矜云趂我十年運有病快來醫又云饒爾熟讀王叔和不如我見病症多里諺有云左心小腸肝膽腎時來每日有千錢所謂明醫不如時醫良以有此也衛生實鑑有一醫者一人病四肢困倦躁熱自汗氣短飲食少進咳嗽痰涎胸膈不利大便秘形羸一歲更數醫不愈或曰某處有時醫雖不精方書不

明脉候看症極多治無不効患者信而延治及至診之曰此病食滯于治多矣許必効遂炙肺俞藥以蠲飲等丸幷消導之劑不數服大便泄瀉加以腹痛飲食不進而歿經云形氣不足病氣不足瀉之則重不足此陰陽俱弱血氣皆盡補之惟恐不及反以小毒之劑瀉之虛之又虛損之又損不死何待夫明醫治病先審歲運太過不及次察形氣勇怯之殊病有虛實淺深在藏在府之别治有緩

急反正之異況醫爲人之司命不精則殺人今之患者不達此理委命時醫其與自暴自棄井塡溝壑者何異哉嗟乎如此庸流滔滔皆是其柰之何

奸醫

薛氏醫案云辛丑年余在嘉興屠漸山第有林二守不時昏憒請余治之譫語不絕脉洪大按之如無此陽虛之病也當用參附湯治之有原醫者陽喜而迎曰先得我心所同然遂服之即靜睡而進

食午後再劑神思如故其脉頓歛余返後又詐云
用附子多矣吾以黃連解之陰仍用參附湯竊觀
仲景先生治傷寒云桂枝下咽陽盛則斃硝黃入
胃陰盛乃亡不辨而自明矣吾恐前言致悞患者
故表而出之此立齋先生言也愚以爲此乃奸詭
小人推是念何啻專務排擠操心譏妬已哉或有
窺病家之豐實則朋謀而索質假危言以示嚇者
或病本易治故投峻劑致令變症驚惶從中詐財

者或病屬危急誘利不遂姑投緩劑因致因循誤
疚者或值內亂之家孤孽之子鬩墻競產房帷姤
寵訐訟挾讐者乘病圖害假手進毒若輩唯利是
圖絕人之嗣喪人之生既壞心術復壞仁術客藏
陷阱殘忍窮兇奸孰奸於此乎古人教人延醫煎
藥必素親信者始可託旨深矣其操危慮患之夫
尤當謹慈

淫醫

俗傳錢鏗以妖淫敗道殞厥修齡呂仙亦爲採補
受擿塵寰今昔縉紳名公耄年惑於方士演術御
女遭害傾生者接踵矣老子曰房中之術能生人
亦能殺人吾恐迷情梳席全生者少一遘芳華粉
黛誰是鐵心漢能不動念乃至捐軀以徇抑何愚
甚仙茅一藥物耳本草極贊其能壯陽益腎東海
張弼刺之曰使君昨日纔持去今日人來乞墓銘
丹溪亦論闢房中補益之非萬曆年間江右世醫

襲應圓者一代良工也著福壽丹書教人採戰之法詳列方論誨淫敗德絕人長命眞岐黄之罪人也近來有等匪人借醫求食不通經書不諳方脉乃專務旁門秘煉毒丸獻媚權貴枉道取悅挾此爲載質之資爲肇名之端豈知斯藥非剽悍之金石則毒烈之芳草燔灼腸胃耗竭精髓是醫本以活人而乃以殺人故曰淫醫不特此也又有素行不端之徒遇診嫠婦寡女啓念挑淫線索傳情術

以濟姦無良極矣故孫思邈有云心欲小而膽欲大才欲圓而行欲方是瓜李之嫌士君子最當避忌而存心光明正大尤是醫家本分事

女醫

語云寧醫十男子莫醫一婦人誠難之矣世間有等癡愚蠢漢以妻妾子女之性命付之醫婆之手被其妄治傷生者衆矣夫男子業醫尚且庸謬況婦人目不識丁手不辨脉一憑長舌取悅裙釵三

指藏刀耳受隱戮良足鑒耳雖然此等狂潑豈無所長乎但其所挾下胎之藥自謂最驗故每見閨閫失節之婦信其誘弄曖昧隱曲無所不爲所以先輩著治家訓禁六婆不入門思之

瘍醫

醫寧小道乎而習醫之人則多小人也因人而輕醫所從來矣至吮癰舐痔稱曰瘍醫尤是卑庸之流世愈薄之雖曰科分內外症有表裏豈知皮毛

肌肉悉繫五藏六腑十二經絡所聯屬灌漑者而外之瘡瘍由內之感發也何可膜外視之毋見外科之醫不顧元氣虛實病機寒熱固執成方槩投凉劑夫在元氣形氣病氣俱實者用之則宜設若俱虛寧不傷生乎若今外科治外內科治內必察脉氣完虧庶免夭枉若丹溪許言癰疽之治義可知矣

以上十三種醫評陋識如余不揣方人之譏總

緣生靈起見特因其品行之貞邪學識之賢愚而直揭之使世之患者識所愼擇焉

喻言

余壯歲挾少年結燕趙游連鑣驅馳每見轅下畜性甚頑甫束鞍轡待人乘騎及粼粼登程遵我周道無迷岐路遇小溝隙側徑且能紆回屈曲而行抵宿館停蹄及執鞭者至卸以騊載揭以鞍鐙便自揚揚然入廐索食矣日復如是余因詢曰何以

一畜而靈慧乃爾比執鞭者曰豢一騾驢可供三十年之用每歲長途往反不下六七度彼蓋輪蹄絡繹積有歲月故極熟於里道館舍無煩鞭策耳越旬日過邯鄲薪米騰貴復驚寇至余又詢曰是亦知此乎執鞭者曰彼惟知求食耳安知食價騰湧彼惟知道可行廄可棲耳安知寇警亮聞將謂賊亦人耳安知其善惡攸殊物不得與人比也余因憶伏龍雛鳳同是物也何以未出茅廬時不及

騾驢一一親見之多反能知天下事而天運之否泰國祚之興亡人事之吉凶乃無逃其神算者乎似不可解矣偶因談及有客笑而言曰是足爲明醫隱醫時醫名醫之喻耳余曰然

病鑑

此專爲病者操鑑亦兼爲醫者立箴也

知醫

葉敬君曰合天地人性命爲重命從誰生生命者

曰父曰母命從誰司司命者曰君曰相曰師司命
者誰爲之總總君父師相之權曰醫上古神農黃
帝君而醫也岐伯諸臣師而醫也中古名賢一隱
君子錯出則皆繼醫之統而無替其性命之傳者
也道斯隆矣而惜乎近古及今正教凌夷邪説縱
横挾治成方委命匪人靈素與義不復窮探循枝
昧本棄繁就簡二氣之中和何自而調燮生人之
大命安望其康濟寧不爲庸妄之砍伐致嘆狂瀾

之莫挽乎故玄晏先生云人受先人之體有七尺之軀而不知醫事此所謂遊魂耳雖有忠孝之心君父困危赤子塗地何以濟之此聖賢所以精思極論欲盡其理也明道先生曰人子事親學醫最是大事今人視父母疾一任醫者之手豈不害事必須識醫藥之道理別病如何藥當何如故可任醫也如自已曾學今醫者說道理便自見得或已有所見亦要說與他商量張杲醫說云五經四部

軍國禮服若講用乖越者止於事跡非宜耳至於醫藥一物少有差謬便性命及之千乘之君百金之長可不深思戒慎乎伊川先生云治病而委之庸醫比之不慈不孝此數論者深足爲有生家之明鑑也

試醫

夫人大事莫踰生死百年之內誰保無恙乃一旦有疾付之庸手甘心受害枉死無怨不謂至靈者

人而至愚者亦人也病固不得不求醫而醫之明脉者蓋千百不一二數也將謂不治無以愈病將聽妄治又恐喪生余以爲具慧鑑者方別妍媸憑薦揚者亦須勉受唯有試之一法庶幾酌擇匪謬耳患者延醫到家切勿豫言病症當先舉手令他胗脉察色聞聲胗畢靜默聽他何説或是屬寒屬熱屬虛屬實或是血虛氣虛血實氣實或是外感内傷之異經絡藏府之別主陰主陽此病之大要

也雖病態固有萬千而脉只二十七種安能一一肖合而此大要醫者豈宜不知得其了了言下十應二三便稱名手於是吾方告以得病之由起居順逆飲食喜惡病期久近備詳勿諱乃聽處方脩劑又問其某藥當主何病君臣佐使母子虛實之法有犯胃氣無犯胃氣速愈遲愈可治不治之驗或從順治逆治正治反治之殊仍求詳寫始末看他學問淺深見識高下果屬明良信心任之當必

無虞設有不愈非醫之咎也若其脉症不明舌蹇語澁套語支吾字跡不通方藥無法雖承尊貴所舉祗屬汚諂之流羊質虎皮外飾爲事安可輕信之乎如此乃試醫也非困醫也試醫者爲性命也若醫果精良又何憚困乎余因是而每不平坡公所言者曰脉之難明古今所通患也至虛有盛候大實有羸狀疑似之間便有生死之異士大夫多秘所患以驗醫之能否吾生平有疾請療必盡告

以所患使醫了然知疾之所在虛實寒熱先定於胸中然後診脉疑似不能惑也吾求愈疾而已豈以困醫爲事哉孫眞人亦曰未診先問最爲有準吁二公之言特爲醫者藏拙非爲病者擇善也在醫者得矣而於病者不受悞耶汪庚納交固當寬於容人第病關生死未可不嚴於實醫也吾恐用醫不試悞世非小特爲駁正立此試法

薦醫

薦醫爲生死攸係語云賢不薦醫誠重之也余以爲賢未始不薦醫特不薦不賢之醫耳張景岳曰有或見輕淺之偶中而爲之薦者有意氣之私厚而爲之薦者有信其便便之談而爲之薦者有見其外飾之貌而爲之薦者又有貪得而薦者陰利其酬關情而薦者別圖冀望甚有斗筲之輩妄自驕矜好人趨奉薰蕕不辨擅肆品評譽之則盜跖可爲堯舜毁之則鸞鳳可爲鴟鴞洗垢索瘢無所

不至而懷真抱德之士必其不倖若此流者雖其發言容易休戚無關其於淆亂人情莫此爲甚多致明良有掣肘之嘆病家起刻骨之疑是非之不明總爲庸人擾之耳薦醫之關係不可不察也

半識

世有半識之流不知虛實補瀉之理平日畧見一二醫書某病用某方某方用某藥將謂依方治病法無越此矣又有自已素經有病曾與醫師商治

粗曉方藥遇有病人亦代胗脉但見浮動便曰無事沉伏便曰無脉搖首咋舌使人驚駭真可發笑、噫庸工誤人固已不堪如此半識謬妄尤甚或主持於親明之際或議論於賢愚之間顛倒是非妄言禍福於是汚下之流存兩可而希苟容高明之士懷獨見而終不合紛紛築室掣肘賢良此半識之爲害不岌岌其危哉

察弊

醫爲性命之學生成之主道大任鉅自唐書列之方技而縉紳名士每每不譚宋太保林億公云以至精至微之理而付於至卑至賤之人求其能起人之疾者鮮矣故世遞降而術益尠率多市井亡賴空門孽秃畧識字畫素饒利辯者爲之是人之辱醫非醫之辱人也若輩學醫初只挾脉訣捷徑湯頭歌括不一二帙乃就業於庸流之竊有虛名者奉爲明師教習記誦稍知浮沉遲數四綱頗明

溫凉寒熱各性違則一年近則半載遂以爲道盡傳矣詰已超矣大開鋪肆高揭榜額不曰某某精傳則曰某某心授又則曰世傳神秘離經叛道執方待病輕淺偶中自恃神奇如是情迷壟斷計熟蠅頭而攀援之心萌矣念以爲非奉二三貴人爲我提掇何由虛聲日播乎思得當道尊官踐任之後登壬之延醫乃預謀之胥役隸卒之流賄托吹薦及當道有請何識賢愚便信然從之豈知此輩百

凡布置復審通消息於官衙從僕備詢何人何證預得病機了了心中及一入診語言胳合係病處藥治或得驗儔不艷服爲果精良乎其始也介下役以爲進身今也奉尊官而爲廣揚徽有題額高懸戶外往來見者承風趨影亦爭傳曰彼名醫也甚至士大夫高慧不免亦墮彀中疊見疑難重恙被其枉死者多矣一遇識者燭破肺府詞遁計拙破綻方彰嗚呼如此競逐邪流心如青黑之混指

若鋒刃之險初亦何事不可度活乃至輕易用醫殺人無算乎此古今之通弊也攷昔劉伯溫公言曰杭有賣果者善藏柑涉寒暑不潰出之燁然玉質而金色置於市價十倍人爭鬻之予買得其一剖之如有煙撲口鼻視其中則乾若敗絮予怪而問之曰若所市於人者將以實籩豆奉祭祀供賓客乎將衒外以惑愚瞽也甚矣哉爲欺也賣者笑曰吾業是有年矣吾業賴是以食吾軀吾售之人

取之未嘗有言而獨不足予所乎世之爲欺者不少矣而獨我也乎此伯温公憤世嫉邪之言也今醫者既衒外以售枏矣而病者可愚瞽而受戮乎

慎擇

凡病至根搖本虧六脉無胃氣二豎入膏肓即使緩扁復見亦難措手何論時名之工哉若其形氣俱實偶罹病恙即不治少待經盡氣復亦當自愈未有治之而不愈也即使庸手妄治亦無至傷命

耳獨是人有可生可死之病得治則生失治則死對治則生舛治則死急治則生緩治則死者呼吸關存亾之候從違操生死之機如此乃足以別工師之賢愚巧拙夫曰明良豈眞能起死囘生哉但有危急垂死之病人不能治而已能治令人全其生不致枉死且能救人死於未病之先與知病之所從生耳至所謂名醫時醫者治寒以熱治熱以寒治虛以實治實以虛淺病偶中俗服神奇固似

乎名下無虛士矣一若值有假虛假實假熱假寒之症病既變幻見隨惶惑竟昧其所謂從逆反正通用塞用之法而姑投緩劑藐無膽識且曰王道穩當病者亦耳心受誤始見從前所謂名醫者祇虛名耳若夫庸手粗工不察經書不諳脉症寒熱錯投緩急混施實實虛虛致輕變重重變篤篤而死是病本非盡可死之病而服必死之藥安得不死如此賢愚是在病家慧眼預識臨病愼擇之而

已矣

專任

設夫病者既擇名手而信從之矣獨其人患非旦夕可愈之病而欲得乎旦夕必愈之治於勢難哉乃日易數醫賢愚競進雜揉傷生禍福反掌初非擇醫不精特任醫不專耳宋李綱有云用人如用醫必先知其術業可以已病乃可使之進藥而責成功今不詳究其術業而姑試之則雖日易一醫

無補於病徒加疾而已

早治

坡公曰天下之患莫大於不知其然而然不知其然而然者是拱手而待亂也以故明者識氣化於未然及病已成虛强半矣始發方劑便當急治然邪在經者一劑可愈傳腑者數四方瘳至入藏則百無一生故華君擅剖腹之能秦緩勘膏肓之治非工之巧拙不同特病之淺深懸殊耳經云病勢

已過命將難全可不致思

謹始

病機初發便當擇醫始若錯治終必敗亡今姑以傷寒陰陽二症言之陽症初見頭痛如破腰背拘急體熱如焚喘渴不休狂譫時增見者誰不驚危但其脉與症合得治即愈勢固可憂病實無害爲只傳經傷腑而非中藏也獨是陰症始見頭不甚痛體不甚熱飲食失常臍腹微痛大便不實或嘔

吐便利奄奄忽忽只見倦怠豈料藏氣已虧脉少胃氣隱隱中大異若知急投溫劑何至因循喪生乃醫者不識便謂無虞非投發表則用清解稽延數日病已入藏漸次增劇死機呈矣雖有盧扁莫能爲也蓋陽之氣暴而陰之氣緩陽之性剛而陰之性柔陽之病在外浮而易見而陰之病在內沉而難覺故人常情但慎於陽而忽於陰而醫者亦不識陰陽虛實見病治病往往誤人於死何可勝數

爲此切告患者始病擇醫不可不謹生死係之矣

諱疾

愚按郭猷甫云深怪諱疾忌醫之人分明怕死又怕人知死意以今日之病恐他人知則喜或貪淫所致又恐親人知則怒故病已篤猶自回護獨不思事勢到此何不蚤言或有病經過者猶前車戒後轍或有知某病經某明醫者速求治療自然得愈斷不可因人喜怒而戕自己性命語云才欲藏

病欲露善夫

速効誤人

病可以速効致者必惟元氣壯盛諸氣未虧或偶感三陽表證與乎飲食內傷及暴受寒冷者治不數劑便得痊可至於五癆七傷六極重恙若肯精脩確服純王善藥漸涵數載方有生機尚亦有不治者敢用雜霸異術攻擊眼前大傷元氣旋即倒戈敗績者乎吳文定公家藏集云陳汝中嘗病脾

胃鬱火之症求治於盛用矣診其脉曰如此治可
生如彼治卽死如此治可以少生如彼治可以速
死既而治之汝中遲其効或以浮屠善醫薦者汝
中惑其說遂求治飲其藥嘔血一升遂死噫醫以
用藥藥以攻病病不能去而反以致死則何以醫
藥爲哉彼浮屠者悉庸妄人也目不識醫經口不
辨藥性指不察脉候人之虛實病之新久一切置
之不問而惟毒藥攻擊之其殺人益亦多矣予咎

汝中之不善擇醫而致速死特書此以爲世輕服藥者之戒

執方之誤

今夫醫者病者每獲一方一藥之善謂能通治衆疾不啻窶丐之獲異寶珍秘自矜豈知滋害爲甚抑何懵懵不會也夫人有貧富貴賤之殊老少强弱之禀病有新久虛實藏有陰藏陽藏土地高下不一物理剛柔異宜黃帝與四方之問岐伯舉四

治之能臨病之師宜須細審尚有一病而投數方未有一方可療數病者羅太無云用古方治今病政如拆舊屋揍新屋其材木非一不再經匠氏之手其可用乎許叔微釋微論曰予讀仲景書用仲景法然未嘗守仲景之方乃爲得仲景之心也語云學方三年無病可醫學醫三年無方可學旨哉言乎

藥第二義

凡人一罹病綢夂支床第卽神思性情亦幾爲之
磨竭不堪矣至延明醫餌善藥猶是第二義必先
開却心身忘情思慮恬靜勿躁語默雍容一切事
務漠不相聞起居得宜飲食擇羙肥肴隨時勿近
佳麗勿戀娛悅勿過幽寂火亦易起旣得保養之
力然後佐以良劑勤服不輟自有甦生之期何患
二竪不躍躍然從心頭解也百病惟虛瘵內傷爲
最重非經年調治不能見効若復氣暴不靜性淫

無制雖有千服神丹難抵一點慾火尤須確守禁忌自擇便宜屏絕萬緣當視此身如已死之身方得有免死之日若少存一貪生之念便不免乎喪生之禍是在患者宜自珍耳

鬼疑

鬼神宰造化之權精誠可格此理甚微至乎憑依作祟相傳有魑魅妖孽亦唯失德之家淫冶之婦或蹇運之夫往往因邪易入乘虛召感禦之之法

別復一論耳若夫人病而眼中見鬼奇形異態舉家震駭以爲眞鬼而必死也延巫禱禳惑甚矣愚甚矣其證有數種一病從三陽傳入胃腑熱迷心經致神亂不安則目中見鬼夫神者心之主也鬼者神之分也氣全則爲神神分則見鬼神散則爲鬼也又人當春夏之交病時行瘟熱中心藏則死傷心經則亂目亦見鬼又一種體虛積勞暴厥陽氣上越假熱勞心目亦見鬼又見停痰上壅與食

積留中作熱攻心目亦見鬼總由神亂則然投以清熱納氣及消痰蠲積之劑則病自愈也若其病久垂亡目亦見鬼者此乃元氣盡脫於外爲神散不聚非神亂不安也及察素問有五尸鬼篇言人五藏虛而值運氣不及之年有魁鬼見令人暴亡總以天虛而人虛應之虛則鬼見非眞鬼也惟預施治法滋補眞陰益助元氣心神完固不復散亂邪鬼自遁矣經曰得神者昌失神者亡得守者生

失守者歟又曰拘於鬼神者不可與言至德其斯之謂歟

審不治病

越人曰病有六不治者驕恣不論於理一不治也輕身重財二不治也衣食不能適三不治也陰陽藏氣不定四不治也形羸不能服藥五不治也信巫不信醫六不治也愚以爲驕恣者多出於富貴之家富者盈滿自矜或深言以見非貴者倨傲自

尊或忠告之難行於是汚庸卑諂之流趨承恐後懷材抱德之英降辱寧耳故謙光爲持躬之要而重士乃尊生之本也若此驕恣之與輕身信巫是本非不治之病乃自致于敗亡而非衣服難適藏氣不定形羸拒藥終無可治之比也

無病服藥

藥爲病設若人元氣充實眞陰恬靜飲和可資攝養何必別假丹劑鼓溢氣血奔突散漫而爲揠助

之患每見有無故而服參耆歸朮茯苓骨脂滋益脾腎之藥暴致血衄脹滿成不可解之疾者竊謂病者身之賊也藥治病之兵也朝廷不得已而用兵人有病而始用藥病實者尚虞驟補病虛者更畏妄攻藥其可漫嘗乎歲巳巳家大人佐郡錦官由渝州登陸以進道經永川兩昌內江諸邑目擊井里蕭條民懷菜色因詢諸父老曰爾蜀古天府之國土沃人殷風俗醇美今何若是之彫殘乎諸

父老曰正苦十年來奢會構難間經擾兵四集淫
虐悍暴尤甚於賊也尚悲風鶴已邇澤雁未歸穪
民賊者又輞輻疊至旣罹烽煙之禍復遭塗炭之
苦民愈不堪命矣始信將慢兵驕害甚乎賊語不
誣於是家大人抵官勵操以治楚者治蜀及屢署
郡邑符八載敷仁皆一意恬靜慈和爲撫復元氣
之善圖耻事針砭之速究竟功牧參苓甦生重國
時蜀臬江右曾銘石先生秉憲清嚴執鑑人倫每

與當事撃楫寮案則曰守令者親民之官官以清
著固難但未免尚峻刻耳若清且和留心民瘼如
錦官蕭司馬者則尤難其人也噫治病與治國一
也乂病而服誤劑猶青苗之厲法無病而輕服藥
乃黷武之危圖均害民也傷生也

藥隨病施

先哲有云用得其宜雖烏附亦可奏功不得其宜
至參苓亦能爲害夫藥何定施哉昔有人患陽明

胃腑證法須承氣因誤投參术幾殆後以他病陽
虛發熱宜用參术却爲前故畏而不服亦致留連
增劇是猶因噎廢食者也吁同一藥石耳用之有
宜有不宜而生死係之益見病者須擇好醫耳

草藥

無知愚民每每擅一二單方草藥爲能立奏殊功
且復省費誰不悅從但此須村里堅剛異稟別具
一副耐毒腸胃者用之極驗若元氣稍虛誤服旋

傾目擊者屢矣書此爲戒

針灸

針灸理極玄微必按穴精詳視人肥瘦短長以意消息毫芒不差者一肴可勝百藥今之稱善此術者亦猶盲瞽索途反滋禍害耳此亦只是瀉法而非補法即云爲補亦瀉中補也設若精氣兩虧敢妄施乎大抵陽衰虛寒六脉沉遲者亦借外火以資內火於法得矣若乎陰虛火旺脉數發熱之病

灸之則菑害立生內經東垣論之詳矣

僞藥必辨

今病者旣擇名手復得好方而藥非地道雜以僞者非惟無功適足取害耳如沙參之假人參苜蓿根之假黃耆槀本頭之僞川芎浙貝母之僞川貝母廣黃連之僞川黃連紫楝根之僞巴戟南當歸之充秦歸浙地之充懷地建山藥之充懷山藥丁茄葉之僞藿香桊獨活之僞當歸鵞管之僞鍾

乳金蓮根之僞肉蓯蓉浙枸杞之僞茸枸杞黄絲
子之僞兎絲西五味之亂北五味杜蘅之亂細辛
楓香之雜乳香黒東之亂沉香沙石之雜靈脂牛
膠之僞阿膠川烏之僞附子土防巳野馬肝之亂
何首烏諸如此類不可勝窮小人既售贋噐君子
當具灼鑑

製藥必親

陶弘景曰王公貴勝合藥之日群下竊換好藥終

不能覺以此療病故難責效余謂製藥必親者非親自監督必委之素親信之人始可托也若窮擯猶是小事甚有仇家妬嫉及競產爭寵蕭墻內釁因而暗藏殺機或賂奸醫或誘婢僕加入砒硇或乘順便投入蠱毒每見病家不及覺察屢被傾生迨至事洩噬臍何及此不容不謹也